Docteur J. L. RAINHORN

Considérations sur la Méthode Psychanalytique en Psychothérapie

---

PARIS
EDITIONS MÉDICALES
7, RUE DE VALOIS, 7
1922

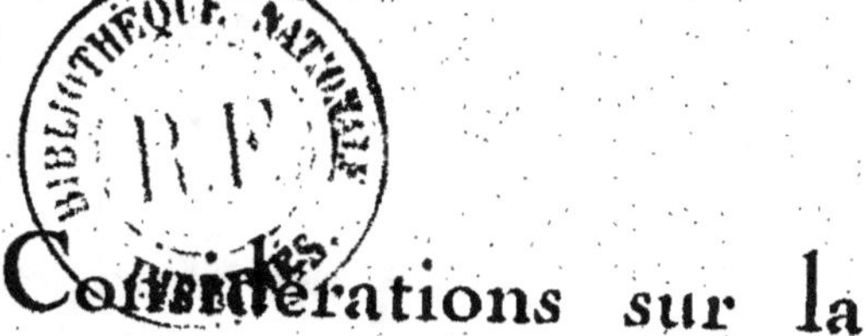

Considérations sur la

Méthode Psychanalytique

en Psychothérapie

PARIS

EDITIONS MÉDICALES

7, RUE DE VALOIS, 7

1922

A la mémoire de mon Père

MEIS ET AMICIS

A mon président de Thèse
Monsieur le Professeur H. CLAUDE

*Professeur des maladies mentales et de l'Encéphale
à la Faculté de Médecine de Paris,*
Officier de la Légion d'Honneur

A MES MAITRES

INTRODUCTION

Bien des médecins continuent à penser que les maladies de l'esprit ne sont pas curables. C'est qu'en effet, il y a peu de temps encore, le déterminisme des perturbations mentales était peu étudié. Hier encore, après avoir décrit des symptômes, les avoir groupé en syndromes, avoir recherché l'organe atteint pour caractériser l'affection, on recherchait l'agent pathogène pour reconstituer la maladie. Mais cette recherche de la cause restait souvent infructueuse et si parfois on la découvrait dans le monde physico-chimique on ne savait pas par quel mécanisme psychologique s'était constitué l'état psychopathique en présence duquel on se trouvait. Le psychisme perturbé n'était en effet trop souvent envisagé qu'au point de vue statique.

Il n'est pas encore loin le temps où on ignorait l'étiologie et la pathologie de toute une série de troubles mentaux. Aussi tout traitement psychotérapique devrait-il être empirique, ayant pour but de combattre des symptômes et rien de plus, incapable de s'attaquer à la cause ou de diriger avec sûreté et dans un sens favorable l'évolution de la maladie. Les médecins d'hier avaient le droit de dire que les maladies de l'esprit n'étaient pas curables.

Mais aujourd'hui nous assistons à une évolution

des idées dans la sphère psychothérapique et cette
évolution a la genèse suivante :

Les biologistes ayant insisté sur les causes pathogè-
nes animées, chimiques et physiques et s'étant donné
pour tâche de reconstituer la série des phénomènes
biologiques reliant la cause première de la maladie aux
réactions chimiques du malade ; les médecins de leur
côté ayant appliqué ces découvertes au traitement des
maladies organiques, le psychiatre a voulu à son tour
entreprendre dans le monde psychique ce que les
biologistes et les médecins avaient déjà commencé
dans le monde énergétique. Il s'est proposé d'étudier
le dynamisme mental, de rechercher les traumas affectifs qui déclanchent les perturbations organo-psy-
chiques et de découvrir par quel mécanisme ces causes qui travaillent dans l'inconscient peuvent faire
éclore à certains moments des états psychopathiques.

Grâce à cette étude, le psychiatre a eu l'ambition d'
arriver à créer pour demain, une thérapeutique de
l'esprit, non plus empirique, mais une thérapeutique
étiologique et pathogénique.

Arrivé au terme de nos études médicales et dési-
reux de nous consacrer plus tard à la psychiatrie,
nous avons pensé que nous devrions diriger tous nos
efforts vers la solution de ces deux problèmes : connaître le mécanisme psychologique de certains états

psychopathiques, rechercher le traitement de ces
états.

Or de tous les enseignements que nous avons re-
cueillis celui de Freud nous a paru le meilleur. Cet
enseignement nous l'avons longuement médité, tant
au point de vue de ses bases théoriques que de ses applications pratiques et des résultats obtenus par le
Maître et ses disciples.

Cette étude nous a conduit à cette conclusion : la
psychanalyse est une méthode scientifique féconde
pour la thérapeutique de l'esprit car elle permet de
découvrir la cause et le mécanisme de la maladie
et de guérir quelquefois par cette découverte.

Mais cette étude nous a conduit à une autre conclusion : c'est que pour atteindre ces résultats il était
nécessaire d'une part de bien saisir la pensée psychologique de l'auteur et d'autre part d'avoir une grande
expérience de la technique psychanalytique. Dans cette matière plus que dans toute autre le demi-savant
est voué à des échecs.

C'est pourquoi nous nous sommes proposé de connaître la doctrine par l'étude attentive des textes et
de nous familiariser avec la technique en la prenant
comme sujet d'étude.

Dans cette thèse nous donnerons quelques aperçus
sur la technique et le traitement psychanalytique en
choisissant les exemples dans des observations person-
nelles.

UN APERÇU SUR LES MÉTHODES ACTUELLES
DE LA PSYCHOTHÉRAPIE

La psychothérapie est pratiquée aujourd'hui par peu de médecins. La plupart d'entre eux l'ignore la considérant comme un moyen thérapeutique de peu d'importance.

Le traitement moral ne peut pas s'enseigner comme n'importe quelle autre technique chirurgicale ou médicale, car c'est un art qui demande de la part du médecin une éducation spéciale. Mais il ne faut pas croire que son apprentissage soit impossible, car il ne s' agit en réalité que de développer des qualités que chaque homme normal possède à un degré quelconque. Chacun possède les aptitudes intellectuelles nécessaires pour persuader quelqu'un de quelque chose et d'ailleurs tous les médecins le font journellement dans une certaine mesure. Mais ce qu'il faut surtout posséder c'est une fine sensibilité pour les choses qui font du mal ou du bien à notre prochain et une vraie compassion et pitié qui développe la patience du médecin et qui fortifie son désir de guérir.

Le médecin peut-il influencer par la parole la marche d'un trouble psychique ? Dans les psychoses graves la psychothérapie n'a aucune influence, mais nous croyons que certains troubles nerveux ne peuvent pas être guéris autrement que par des méthodes psychiques. Les autres procédés n'étant souvent qu'une suggestion voilée, pouvant être encore nuisible par l'intoxication médicamenteuse.

Il est préjudiciable pour le prestige médical que des charlatans guérissent tant de malades pour lesquels les médecins n'ont rien pu faire. Il n'y a qu'un moyen de lutter contre eux, c'est de faire mieux qu'eux sur ce domaine.

Des efforts, pour faire passer cette branche de la médecine de l'état empirique dans le domaine scientifique ont été faits dans les derniers temps. Il s'est créé ainsi des systèmes psychotérapiques. Il ne s'agit pas dans ces systèmes d'indiquer au médecin dans les moindres détails l'attitude qu'il doit avoir vis-à-vis de son malade. Nous savons qu'il s'agit de qualités intuitives qu'on perfectionne par sa propre expérience. Il s'agit seulement dans ces méthodes de traitement de diriger le malade d'après un plan établi, dans un sens déterminé.

Parmi ces méthodes nous signalons d'abord celle de Dubois de Berne.

La méthode psychotérapique de Dubois se distingue des autres en ce qu'elle est une rééducation de la raison — « une psychotérapie rationnelle » — ; elle s'adresse seulement à l'esprit du sujet. « L'essentiel du traitement consiste dans une conversation intime et quotidienne... le vrai médecin fait plus de bien par ses paroles que par ses ordonnances... aussi doit-il se borner à s'asseoir près du malade pour le guérir par des entretiens moralisateurs » (1)

M. Dubois ne veut faire usage ni d'artifices, ni de subterfuges : « L'objet principal doit toujours être la raison et la vérité... nous ne communiquons au malade une idée que si nous l'acceptons dans son intégralité. » On cherche à persuader le malade que les troubles qu'il a constatés sont sans gravité et sans importance, qu'ils ont simplement une origine psychique : « Ne prenez pas au sérieux les palpitations de votre cœur, elles dépendent d'un état continuel d'inquiétude et n'offrent aucun danger... c'est de l'émotivité qui amène les variations dans la fréquence et dans la tension du pouls... » Il faut convaincre le malade non pas par des affirmations mais par des raisons : « il faut discuter avec eux en avocat convaincu qui sait présenter ses arguments, les multiplier, marteler dans la tête du malade l'idée de la vérité ». Le névropathe n'est pas logique dans son raisonnement ; il faut lui montrer que son mal est entretenu par une représentation mentale qu'il faut dissiper ou une association d'idées qu'il faut rompre. « Il nous arrive à tous d'être fatigués, nous savons ce que c'est et nous sommes assurés d'avance qu'un peu de repos suffira ; le neurasthénique prend peur, il constate avec dépit sa lassitude et il la rend durable par l'attention qu'il lui prête ». En lui montrant combien ses symptômes

____

(1) Dr Dubois. Les psychonévroses et leur traitement moral.

sont peu sérieux et peu graves il faut toujours lui dire :
« n'y pensez pas, faites comme si cela n'existait
pas... ». Il faut ausi lui montrer que sa guérison
sera prochaine et qu'elle sera complète. « Le névrosé
est sur la voie de la guérison aussitôt qu'il a la conviction qu'il va guérir, il est guéri le jour où il se
croit guéri ».

Il faut en somme renforcer les facultés critiques
du sujet au lieu de les affaiblir comme dans la suggestion. La guérison n'est pas basée sur des idées qu'on lui
met artificiellement dans la tête, mais sur des vues
philosophiques durables qui lui serviront de guide
dans la vie.

La méthode de Dubois est employée dans différents
pays avec des variantes.

En France Déjerine a appliqué cette méthode en
ajoutant l'action de quelques sentiments. En 1910,
il écrit : « Pour guérir les troubles nerveux qui dépendent toujours de l'émotivité... il faut raisonner peu à
peu, détruire les préocupations obsédantes du malade, lui refaire une mentalité nouvelle. Tout homme
doit offrir à ses facultés supérieures un idéal qui lui
permette de trouver en lui un soutien dans les épreu-
ves de chaque jour. Il faut donc rappeler au malade
les notions du beau, du juste, du noble, insister sur la
satisfaction que laisse après lui l'accomplissement du
devoir... C'est là que sera la véritable médecine de
l'avenir ». (1)

---

(1) Journal de médecine de Paris. Mars 1910.

Plus tard, en 1913, il se sépare un peu plus de la conception de Dubois et dans le magistral ouvrage « Les manifestations fonctionnelles des psychonévroses » il dit que le fondement unique de la psychotérapie est « l'influence bienfaisante d'un être sur un autre être », qu'on guérit les névropathes « lorsqu'ils arrivent à croire en vous... et qu'il n'y a pas de psychotérapie à froid ».

Il est intéressant de constater que Déjerine, un des grands anatomistes du système nerveux est loin de prétendre qu'en médecine mentale la psychologie doit être absorbée par l'étude objective de l'encéphale.

La suggestion et l'hypnotisme sont aujourd'hui moins employés en psychotérapie, qu'autrefois.

Pour Bernheim la sugestion est un phénomène physiologique qui n'a rien d'anormal et qui joue d'ailleurs un grand rôle dans la vie de chacun de nous. L'hypnose n'est qu'un produit de la suggestion. Pour Bernheim l'hypnotisme n'a pas beaucoup d'intérêt : « Le sommeil provoqué n'est pas nécessaire pour obtenir les phénomènes dits hypnotiques... Aujourd'hui quand je fais de la suggestion verbale dans un but thérapeutique, je m'inquiète peu si le sujet dort ou ne dort pas. Souvent par habitude je l'engage à dormir, s'il peut, mais en lui disant que s'il ne peut pas dormir, la suggestion sera tout aussi efficace qu'à l'état de veille ». (1)

----

(1) Bernheim. Hypnotisme, Suggestion, Psychothérapie, 1903.

C'est en partant des idées de Bernheim sur la suggestion, des idées de Charcot et de Janet sur l'hystérie que Freud a proposé une autre méthode psychotérapique, *méthode dite cathartique ou analytique.*

Cette méthode présente des grandes différences avec la suggestion hypnotique, on peut dire même qu'elle est juste le contraire. La thérapeutique hypnotique introduit des idées nouvelles dans l'esprit du patient, il ne le change pas du tout, le laissant sans résistance devant une nouvelle cause. C'est ainsi que la maladie récidive souvent ou est remplacée par une autre ; la méthode psychanalytique n'introduit rien de nouveau, elle dissocie, enlève et par de grands efforts procède à une analyse serrée pour arriver à la cause pathogène. Lorsqu'on y arrive la guérison est durable et sans récidives.

Le but principal de ce traitement est de donner au malade une meilleure compréhension de la partie la plus cachée de son esprit, en sorte qu'il puisse être à même d'utiliser pour des réalisations plus utiles et plus saines l'énergie mentale, qui se dépensait jusque là sous forme de symptômes névrotiques.

La cause des processus morbides sont pour Freud, aussi bien que pour Janet, des processus subsconscients ; il suffit de transformer ces idées subconscientes en idées conscientes pour supprimer les symptômes. Une fois que ces idées sont conscientes on peut par éducation apprendre au malade à atténuer ou à supprimer l'action nocive.

La méthode de Freud n'a pas rencontré partout

un accueil favorable. Elle s'est heurté même en Autriche et en Allemagne à une indifférence ou à une hostilité déclarée. Elle a trouvé, par contre, dans les pays anglo-saxons des adeptes enthousiastes. Dans les pays latins elle est moins connue surtout à cause des difficultés de langue ; sauf en Suisse où ces idées, après avoir subi des corrections, ont trouvé un terrain très favorable. Tout en essayant de lutter contre des exagérations manifestes, cette méthode a trouvé en Suisse une défense énergique contre les attaques dont elle est l'objet. Ed. Claparède s'exprime de la façon suivante à ce sujet : « En insistant sur le côté dynamique des phénomènes subconscients, la psychanalyse est pour la psychologie un ferment vivifiant. La psychologie expérimentale, qui s'est appliquée à nous renseigner sur le mécanisme des processus mentaux a presque complètement oublié de sonder les raisons des mouvements de ses mécanismes. Ce sont ces ressorts cachés que la psychanalyse a cherché à découvrir et à décrire. Par la nouveauté des idées qu'elle nous suggère, par la fécondité dont elle a fait preuve, l'œuvre de Sigmund Freud constitue l'un des évènements les plus importants qu'ait jamais eu à enregistrer l'histoire de la science de l'esprit ». (1)

---

(1) Claparède. Introduction à Freud. La Psychanalyse, 1920.

LES PRINCIPES
DE LA PSYCHANALYSE

Pour bien comprendre la méthode de traitement psychanalytique nous pensons qu'il est utile de commencer par un bref exposé théorique des idées essentielles de la psychanalyse.

La psychanalyse se compose d'après E. Claparède de « quatre choses notablement différentes quoique intimement unies entre elles :

1° Une méthode d'examen visant à l'exploration du subsconcient par le moyen d'une analyse psychologique d'un genre spécial ;

2° Une méthode de traitement :

3° Une tentative d'appliquer rigoureusement à la vie mentale le principe du déterminisme, en cherchant à expliquer une quantité de phénomènes (comme les rêves, les oublis, les délires, etc...)...

4° Une hypothèse générale consistant à considérer toutes les créations de l'esprit humain (art, science, religion, philosophie) et la plupart de nos réactions journalières, comme exprimant des désirs subconscients de la nature humaine, ou comme étant plus ou moins sous l'influence de ceux-ci ». (1)

Les parties les plus étendues et les plus importantes

---

(1) Claparède. Introduction à Freud. La Psychanalyse.

de notre vie psychique se trouvent, d'après Freud, dans *l'inconscient*. Celui-ci contient la somme de nos expériences.

La vie psychique est représentée sous la forme d'un système évolutif de forces ayant un but défini et travaillant dans la même direction ou dans des directions opposées. C'est la *conception dynamique* des phénomènes psychiques. Ces forces sont pour la plupart inconscientes et l'inconscient influence notre activité réfléchie d'une façon claire ou travestie. Un certain nombre de ces éléments inconscients peuvent surgir dans le conscient. Ils constituent le préconscient.

Mais il existe un système de forces, appelé *censure* qui s'oppose à la réintégration dans le conscient des événements oubliés. Ce système de forces se traduit sous forme d'une résistance qui se manifeste toutes les fois qu'on essaye de pénétrer dans l'inconscient.

Pourtant dans certains états de rêverie, de distraction, quelques éléments inconscients pénètrent dans la vie consciente, mais ils subissent d'abord une déformation.

La censure se forme dans la deuxième enfance ; elle est le résultat de l'éducation. Elle exerce sa puissance en attribuant plus ou moins d'énergie à telle ou telle autre tendance. Régis et Hesnard écrivent à ce propos : « Notre dynamisme psychique se divise en deux systèmes : les forces directives de la pensée, qui constituent le premier, le plus considérable et le plus anciennement fixé, sont maintenues au sein de l'inconscient par la censure, second système de forces, plus ou moins antagoniste du premier, et qui, acquis au cours de son développement psychique circonscrit ainsi notre personnalité ». (1)

Les forces psychiques se combinent entre elles formant le *complexe* « groupe d'éléments représentatifs reliés ensemble et chargés d'affect ». Les complexes ont une force variable d'après l'affectivité qui les accompagnent ; ils n'entrent pas en action chez les sujets équilibrés et ne se font actifs qu'à la suite d'un évènement impressionnant. Ce sont les complexes difficilement découvrables qui constituent par leur jeu le dynamisme psychologique.

Les forces ou les tendances se trouvant dans l'inconscient ont été chassés hors de la conscience et oubliées, parce qu'elles étaient inconciliables avec la personnalité morale et esthétique de l'individu. Ce processus a été appelé *refoulement* ; c'est un moyen de défense, car la prolongation du conflit entre le désir ou la tendance inconciliable et le « moi » de l'individu aurait causé un malaise intense. Le refoulement empêche ce malaise. Pour bien comprendre le processus du refoulement et de la résistance voici une comparaison de Freud (2) : « Supposez que dans la salle de mes conférences, dans mon auditoire calme et attentif, se trouve un individu qui se conduise de façon à me déranger et qui, par des rires inconvenants, par son bavardage ou en tapant des pieds, me

____

(1) E. Régis et A. Hesnard, La doctrine de Freud, L'Encéphale, 10 Avril 1913.
(2) Freud. La Psychanalyse (Traduction Y. le Lay, 1921.

trouble. Je déclarerai que je ne peux continuer à professer ainsi ; sur ce, quelques auditeurs vigoureux se lèveront et, après une lutte brève, mettront le personnage à la porte. Il sera « refoulé » et je pourrai continuer ma conférence. Mais, pour que le trouble ne se reproduise plus si l'expulsé essayait de rentrer dans la salle, les personnes qui sont venues à mon aide iront adosser leurs chaises à la porte et s'établir ainsi comme « résistance ». Si maintenant on transporte sur le plan psychique les évènements de notre exemple, si l'on fait de la salle de conférences le conscient, et du vestibule l'inconscient ,voilà une assez bonne image du refoulement ».

Mais les éléments refoulés dans l'inconscient ne restent pas *inactifs* ; ils agissent sur notre vie consciente indépendamment de notre volonté.

Il arrive que chez certaines personnes le désir insupportable qui a été refoulé cherche à réapparaître dans la conscience mais ne pouvant pas se manifester sous la même forme à cause de la censure qui veille, il apparaît sous un *déguisement*. Cette forme déguisée du complexe refoulé constitue le *symptôme* dans la maladie nerveuse. La tâche du psychanalyste est de découvrir le complexe pathogène ou le désir refoulé qui a comme substitut le symptôme, de le ramener à la surface de l'existence consciente en le rendant ainsi inoffensif. Continuons la comparaison de Freud : « Il est certain qu'en éloignant le mauvais garnement qui dérangeait la séance et en plaçant des sentinelles devant la porte, tout n'est pas fini. Il peut très bien arriver que l'expulsé, amer et résolu, provoque encore du désordre. Il n'est plus dans la salle, c'est vrai ; l'on est débarrassé de sa présence, de son rire moqueur, de ses remarques faites à haute voix ; mais à certains égards, le refoulement est pourtant resté inefficace, car voilà qu'au dehors l'expulsé fait un vacarme épouvantable ; il crie, donne des coups de poings contre la porte et trouble ainsi la conférence plus que dans sa précédente attitude. Dans ces conditions, il faudrait se féliciter que le président de la réunion voulut bien assumer le rôle de médiateur et de pacificateur. Il parlementerait avec le personnage récalcitrant, puis il s'adresserait aux auditeurs et leur proposerait de le laisser rentrer, prenant sur lui de garantir qu'il se conduirait mieux. L'on se déciderait à supprimer le refoulement, et le calme et la paix renaîtraient. Voilà une image assez juste de la tâche qui incombe au médecin dans la cure psychanalytique des névroses ».

Freud trouve les origines de la plupart des complexes morbides dans la *vie infantile* ; c'est la cause pour laquelle ils restent cachés au regard non averti. Ce sont les désirs refoulés de l'enfance qui ont déterminé la formation des symptômes ; sans elles les traumas affectifs postérieurs n'auraient pas occasionné de troubles.

Ces désirs refoulés de l'enfance sont presque toujours de nature sexuelle.

L'instinct sexuel « *la libido* » est considéré par Freud comme la principale source de notre activité psychique. Son extension dans presque tous les domai-, nes de l'esprit et sa présence à l'origine de la plupart des névroses ont fait appeler cette doctrine le pansexualisme.

C'est ce concept de libido qui a attiré le plus de critiques à cette doctrine. Il faut prendre ce mot « désir sexuel » dans un sens bien plus général ; ce n'est pas seulement ce qui se limite à l'acte du rapprochement sexuel ; mais si une définition est possible, ce serait : « L'énergie sexuelle considérée dans sa faculté de transformation et d'évolution ». (1)

On a accusé Freud de mettre partout l'instinct sexuel. Dans une lettre à Claparède (1921) (2) il donne sur ce point les explications suivantes :

« J'ai déclaré et répété aussi clairement que possible, à propos des névroses par transfert (Uebertragungsneurosen) que j'établissais la distinction des sexualtriebe (3) et des Ichtriebe (4), et que pour moi, libido ne signifie que l'énergie des premiers, des Sexualtriebe. C'est Jung, et non pas moi, qui fait de la libido l'équivalent de la poussée instinctive de toutes les facultés psychiques et qui combat la nature sexuelle de la libido. En ce qui me concerne, je reconnais entièrement l'existence du groupe des Ichtriebe, ainsi que tout ce dont la vie mentale lui est redevable. Mais ceci est ignoré du grand public ; on le lui tient caché. On se comporte souvent de la même façon quant à la façon

____

(1) Ch. Baudouin. Études de Psychanalyse, 1922.
(2) Lettre à Claparède citée dans Freud. La psychanalyse.
(3) Instincts sexuels.
(4) Instincts personnels.

d'exposer ma théorie des rêves. Je n'ai jamais préten-
du que tout rêve exprimait la réalisation d'un désir
sexuel, et souvent j'ai affirmé le contraire. Mais cela
ne sert à rien et on répète toujours la même chose. ».

La sexualité n'est pas limitée, pour l'école freudien-
ne à la période d'activité génitale ; l'enfant présente
déjà des manifestations sexuelles et elle existe chez
l'homme comme chez la femme à l'âge le plus avancé.
Mais les manifestations sexuelles de l'enfance sont
oubliées, grâce à la censure qui rejette dans l'inconscient les souvenirs pénibles pour la personnalité morale et sociale.

La *vie sexuelle de l'enfant* est très complexe. Elle
consiste tout d'abord dans le plaisir de toucher certaines parties sensibles du corps : la bouche, l'anus,
l'urèthre, ensuite les organes génitaux ; dans les plai-
sirs d'excrétion fécale et urinaire. C'est la phase de
« l'auto-érotisme ». Lorsqu'un peu plus tard elle
s'étend sur d'autres personnes elle se fixe sur la mère
ou sur le père, sur la sœur ou le frère, etc... Le fils
éprouve une tendresse pour la mère et désire être à la
place de son père ; la fille pour le père, et considère
sa mère comme rivale. C'est cette attitude qui constitue le *complexe d'Œdipe*, d'après la légende du roi
Œdipe. Ce complexe incestueux est rapidement refoulé. Mais il révèle son existence en se montrant dans
les rêves, aussi bien chez les gens normaux que chez
les névropathes. Il apparaît souvent très actif à la
base des névroses.

Il existe, en outre, chez l'enfant un élément homosexuel ; celui-ci fixe ses désirs sur des personnes de même sexe.

A la *puberté* la sexualité s'adapte à son but la reproduction et trouve son objet dans une personne étrangère, de sexe opposé. Les tendances incestueuses ont été refoulées mais le choix de l'objet peut être encore influencé par elles.

Des désirs sexuels infantiles au lieu d'être refoulés dans le cours du développement de l'individu se fixent et apparaissent alors sous forme de *perversions*. Celles-ci peuvent être dues aussi à des circonstances sociales qui ont fait manquer l'objet.

Les *névroses* ont comme cause les complexes refoulés « L'extériorisation trop forte de ces instincts à des époques très lointaines a produit une sorte de fixation partielle qui représente maintenant un point faible dans la structure de la fonction sexuelle ». (1)

Freud conclut qu'avec une vie sexuelle normale les névroses qu'il appelle actuelles sont impossibles. La névrose est une fuite de la triste réalité dans un monde formé par les désirs infantiles modifiés.

La conception du rêve dans la psychanalyse sera exposée à propos de la technique.

------

(1) S. Freud. La psychanalyse. loc. cit.

LA TECHNIQUE DE LA METHODE PSYCHANALYTIQUE

La technique est constituée par un certain nombre de procédés qui ont pour unique but de sonder l'inconscient pour y découvrir les éléments ou les complexes refoulés.

Le moyen technique le plus important est l'étude des *idées spontanées* qui surgissent dans l'esprit du sujet. Les autres moyens, *l'interprétation des rêves*, celle des *actes manqués* (erreurs, lapsus, etc...) constituent aussi des procédés importants, mais le plus souvent ils ne peuvent pas être interprétés sans faire intervenir l'association des idées spontanées.

En pratique on n'emploie pas séparément ces procédés. Le sujet étendu sur une chaise longue raconte au médecin, tantôt tout ce qui lui vient à l'esprit, tantôt un rêve qu'on essaye d'interpréter en provoquant chez lui des associations autour de tel ou tel élément de ce rêve. Le médecin pendant ce temps observe le malade, sa mimique, son émotion, ses lapsus, ses mouvements avec des objets, etc...

Il s'agit en somme, de la part du malade, d'une véritable logorrhée continuelle dans laquelle le médecin essaye d'extraire par des simples artifices d'interprétation ce qui a été caché ou oublié dans la vie psychique.

Malgré la longueur de ses bavardages, ou la puérilité de ses récits on l'écoute avec patience et on examine aussi avec soin le rôle qu'ont pu jouer dans sa vie les faits et les histoires qu'il raconte.

Pour bien nous rendre compte de la technique nous allons étudier à part chacun de ses éléments et nous donnerons des indications d'ensemble à la fin.

LES ACTES MANQUÉS

Nous commençons par l'étude des actes manqués parce qu'ils nous apparaissent comme des éléments importants pour la compréhension de la technique psychanalytique.

Une foule de phénomènes psychologiques de la vie journalière (lapsus, oubli de noms propres, erreurs, oubli de projets, perte des objets, méprises) que l'on ne s'est jamais donné la peine d'expliquer parce qu'on les attribuait au hasard, sont motivés, en réalité, par l'action des processus psychiques refoulés dans l'inconscient. D'après Freud, les actes manqués sont des actes psychiques sérieux, ayant un sens, produits par le concours ou plutôt par l'opposition de deux intentions différentes, dont l'une peut être qualifiée de troublée, l'autre de perturbatrice, une de ces intentions ayant subi un certain refoulement.

Nous allons étudier quelques uns de ces actes manqués en donnant quelques exemples personnels, en essayant de démontrer que pour ces petits incidents de chaque jour, il existe un déterminisme psychique et qu'ils ne sont pas dus au hasard des associations.

Parmi les actes manqués les *lapsus* ou les erreurs de lecture ou d'écriture sont très fréquents ; ils peuvent revêtir des formes différentes. Le mot juste peut être remplacé par d'autres mots ou il peut être déformé. Le plus frappant des lapsus est celui qui consiste à dire le contraire de ce que nous voulons dire. Voici un exemple simple que j'ai observé :

Un jour, sur le boulevard, je rencontre un collègue qui ne m'était pas sympathique. J'aurais bien désiré l'éviter ; mais il vient vers moi et me tend la main en me disant « bonjour ». Je m'apprête à lui rendre la politesse mais je lui dis spontanément « au revoir ».

Il est facile de trouver l'intention ou le sens de ce lapsus ; mon intention était de me débarrasser le plus rapidement de ce collègue. On voit aussi clairement dans cet exemple les deux tendances interférentes. Je voulais lui dire « bonjour » et lui parler ; c'est la tendance troublée ; mais la tendance perturbatrice apparaît ici très nettement ; j'aurais été content de ne pas me rencontrer avec lui.

Freud donne l'exemple d'un président de la Chambre qui ouvre la séance en disant : « Je constate la présence de... et déclare la séance « levée » La session ne promettait rien de bon et le président dans son moi aurait préféré la clôture à l'ouverture.

Dans d'autres cas le lapsus ajoute un autre sens au sens voulu ; il laisse l'impression d'une abréviation ou d'une condensation de plusieurs propositions. Voici un exemple de Freud. (1)

« Un professeur d'anatomie, après avoir terminé une leçon sur la cavité nasale demande à ses auditeurs

______

(1) S. Freud. Vorlesungen zur einführung in die Psychoanalyse 1918. Traduction Dr S. Jankélévitch. Introduction à la Psychanalyse, 1921.

s'ils l'ont compris. Ceux-ci ayant répondu affirmativement, le professeur continue : « Je ne le pense pas, car les gens comprenant la structure anatomique de la cavité nasale peuvent, même dans une ville d'un million d'habitants, être comptés sur un doigt... pardon, sur les doigts d'une main ». La phrase abrégée avait aussi son sens : le professeur voulait dire qu'il n'y avait qu'un seul homme comprenant la structure de la cavité nasale ».

Dans d'autres cas le lapsus n'est pas constitué par une intention remplaçant une autre mais par une déformation ou une modification d'une intention par une autre.

Les oublis des noms propres sont également assez fréquents. Malgré tous les efforts on ne se rappelle pas d'un nom cependant familier. C'est qu'il existe, d'après Freud, un ressentiment à l'égard du porteur de ce nom, ce qui fait qu'on ne pense pas volontiers à lui. Exemple :

Un jour, un de mes amis me demande le nom des juges qui m'avaient interrogé à un examen au début de mes études. Je lui cite deux noms, impossible de retrouver le troisième, et pourtant c'était précisément celui qui m'avait interrogé et que j'avais eu l'occasion de rencontrer maintes fois depuis.

En appliquant la méthode d'analyse, je me souviens que ce juge m'avait fait une observation qui m'aurait été fort désagréable.

En vertu du principe du refoulement je me débarrasse de ce nom qui évoquait en moi une scène désagréable. Il s'agit en somme du refus de la mémoire d'évoquer un nom associé à des sensations pénibles dont l'évocation serait de nature à reproduire ces sensations.

L'oubli de projets peut être expliqué très facilement par la présence d'un courant contraire qui s'oppose à leur réalisation.

La perte des objets ou l'impossibilité de retrouver des objets rangés se groupent parmi les mêmes phénomènes.

Il existe d'autres actes manqués qui ont encore plus d'intérêt pour le psychanalyste. Ce sont les *actes manqués combinés* (combinaison d'un oubli et d'une erreur, etc...). C'est ainsi qu'il nous arrive souvent d'oublier longtemps de mettre à la poste une lettre ; une fois mise, elle nous est quelquefois retournée parce que nous avons mis une fausse adresse ; nous reconnaissons alors seulement que décidément nous n'avions aucune envie de l'envoyer.

A côté de ces actes manqués, il existe toute une autre série de phénomènes que Freud appelle des *actes symptômes* ou *actes accidentels* qui paraissent aussi dépourvus d'importance, mais qui constituent en réalité des petits signes révélateurs des processus psychiques. On trouve dans cette catégorie les gestes et les mouvements que nous faisons involontairement, mouvements que nous faisons sans but avec des objets, avec nos vêtements, etc... Voici un exemple :

Pendant les premières séances de psychanalyse que j'ai subi, je retirais machinalement ma montre, pendant que je faisais des associations. On me démontra qu'il s'agissait d'un sentiment d'agacement vis-à-vis de la méthode, et j'ai reconnu être la vérité.

La tendance perturbatrice peut être reconnue ou non par la personne qui fait le lapsus ; dans les deux cas cette tendance est refoulée, mais le degré du refoulement est différent ; dans le dernier cas il est possible que la tendance soit refoulée depuis longtemps et que la personne est sincère lorsqu'elle proteste contre l'interprétation qu'on lui présente.

La tendance refoulée est, ou elle-même désagréable, ou *associée à un autre souvenir pénible*. C'est une fuite psychique devant tout ce qui est pénible.

Dans son livre « Zur Psychopathologie des Altagslebens », Freud apporte un très grand nombre de faits à l'appui de cette opinion. Voici un intéressant exemple :

Un Monsieur cite dans une conversation un vers de Virgile : « Excoriar ex nostris ossibus ultor », mais il s'aperçoit aussitôt qu'il y manque un mot, et il ne peut pas trouver ce mot ; c'est le mot « aliquis ». Pourquoi ce mot a-t-il été oublié ? Freud prie cette personne de lui communiquer tout ce qui lui vient à l'esprit lorsqu'il pense au mot aliquis ; la première pensée est de décomposer le mot en « a » et « liquis » ; puis il songe à « reliques », à « liquide », à « fluide », puis à « Saint-Janvier », dont le « sang » conservé dans un vase dans une église de « Naples » se liquéfie spontanément à un certain jour de l'année, puis enfin à une certaine « dame » qu'il a connue à Naples, et dont il

attend avec angoisse une nouvelle qui le contrarie-
rait beaucoup. Cette nouvelle, dit alors Freud, c'est
celle de la cessation chez cette dame d'une certaine
fonction périodique ..? Précisément répond l'autre,
comment avez-vous pu le deviner ? C'est certainement à cause de cette attente angoissante réplique
Freud, que vous avez oublié le mot « aliquis ». Ce vers
de Virgile exprime le désir de voir surgir de la géné-
ration présente une postérité vengeresse. Or ce désir
est en contradiction absolue avec votre désir de n'a-
voir pas, pour le moment, de postérité. C'est pour cela
que le mot aliquis, qui est en connexion avec votre
angoisse a été refoulé.

L'observation de tous ces phénomènes que nous venons de voir, est non seulement d'un haut intérêt pour
la psychologie, mais elle permet aussi l'étude des complexes rudimentaires chez les gens normaux ayant des
soucis, des craintes, etc... ; elle permet enfin de découvrir chez les malades des secrets intimes qui peuvent
nous aider ensuite dans leur traitement.

D'ailleurs depuis longtemps on observait chez les
malades ces menus faits, mais sans pouvoir atteindre
les résultats obtenus par le procédé psychanalytique.

Au cours de la séance psychanalytique on note chaque geste du malade ; un petit phénomène peut avoir
la valeur d'un symptôme important ou peut servir
à découvrir les idées habituelles des complexes déli-
rants.

ETUDE DES ASSOCIATIONS D'IDEES
SPONTANEES ET LIBRES

C'est surtout ce procédé qui est d'un grand intérêt
pratique. Il consiste dans l'étude des états de rêverie,
des associations spontanées qui viennent à l'esprit
du malade, des réflexions ou des inspirations qui surgissent dans le champ de la conscience.

En effet, les idées qui apparaissent dans l'état de
rêverie, quand l'attention n'intervient pas pour donner
une direction aux idées, sont des pensées inconscientes qui profitent de l'atténuation de la censure pour
apparaître. On peut alors deviner plus ou moins facilement les complexes qui se cachent sous ces idées.

Comme dans le rêve, la censure n'exerce presque pas
d'influence sur ces associations spontanées.

Pour arriver à ce résultat, il faut obtenir du malade
le calme le plus complet. L'expérience se passe dans
une chambre peu éclairée ; aucune cause ne doit intervenir pour éveiller son attention. On l'installe dans une
chaise longue et on lui dit d'exprimer tout ce qui lui
vient à l'esprit, toutes les pensées, les plus baroques
ou puériles sans essayer de les soumettre à une critique quelconque ; de ne rien tenir caché, surtout les
mots ou les idées qui lui paraissent les plus inconve-

nantes. Il doit être entièrement passif, ayant une attitude complètement indifférente comme s'il s'agissait d'une personne étrangère. Le médecin se place près du malade et intervient rarement pour préciser certains points.

Le médecin n'écoute pas seulement ce que le malade raconte, mais il l'observe, il note les lapsus ou les autres actes manqués ou accidentels, dont nous avons parlé dans le précédent chapitre. Il constate la gêne du malade pour exprimer certaines pensées, surtout au début ; il observe sa physionomie, les altérations de sa voix, les arrêts et la rapidité du langage, les mouvements, son émotion, indice d'une défense de ce dernier qui cache derrière une communication indifférente un souvenir à fort coefficient émotionnel. Les associations exprimées alors sont en relation directe avec les complexes recherchés.

Ainsi le médecin peut bien se rendre compte des luttes intérieures et des résistances du sujet.

Peu à peu, lorsque le patient s'abandonne à son imagination, il raconte des productions imaginaires, ce qu'on peut appeler des « rêves éveillés », qui n'ont aucun rapport avec les vrais rêves. C'est surtout chez les sujets jeunes qu'on obtient ces productions de l'esprit. Chez les jeunes gens il s'agit presque toujours de l'ambition, du besoin de puissance ; chez les jeunes femmes des désirs érotiques ; mais même chez les jeunes gens derrière l'ambition se cache souvent le besoin érotique ; le désir de conquérir l'admiration et les faveurs des femmes.

Souvent tandis que le sujet s'abandonne passivement
à ses pensées et à ses fantaisies, le pychanalyste sai-
sit un élément qu'il juge important, il arrête son patient, fixe son esprit sur cet élément et lui dit de re-
partir dans de nouvelles associations.

Les idées que le sujet raconte autour d'un élément
peuvent être déterminées par le complexe et peuvent
par conséquent nous aider à découvrir celui-ci.

L'étude des mots spontanés qui surgissent autour
d'un élément ont déterminé des nouvelles recherches
expérimentales qui ont pris un grand rôle dans la psychanalyse.

La méthode des associations expérimentales n'est
pas, en effet, une acquisition nouvelle de la psychanalyse.

C'est Wundt et son école qui avait proposé cette
expérience d'association qui consiste dans la provoca-
tion d'un mot induit ou réaction, au mot inducteur
ou excitant présenté au sujet. On peut ainsi étudier
la réponse, l'intervalle qui sépare l'excitation de la
réaction, etc...

C'est Sommer qui applique la méthode des associations au diagnostic des maladies mentales ; pour avoir
la possibilité de comparer les réactions il propose la
même série des mots inducteurs.

Mais c'est Jung qui en modifiant légèrement les
expériences classiques a introduit dans la méthode des
associations l'idée de l'inhibition qui produit les com-

plexus affectifs inconscients ; à certains mots inducteurs qui touchent l'affectivité du sujet sain ou malade, il se produit des troubles qu'il appelle des « symptômes des complexus ». Ce sont : un allongement du temps de réaction, répétition du mot inducteur, inhibition du mot induit, phénomènes vaso-moteurs, troubles respiratoires et cardiaques, bégaiement ou lapsus. Ces troubles sont déterminés par les complexus du sujet ; aussitôt qu'un mot inducteur touche de près ou de loin à un complexus, celui-ci se réalise momentanément, d'où résulte ces « troubles associatifs ».

On s'est efforcé d'établir des associations d'idées spécifiques pour chaque névrose, mais le résultat a été très variable et très peu concluant.

Néanmoins cette méthode reste un bon moyen en psychanalyse pour la recherche des complexes normaux ou pathologiques.

La technique de la méthode expérimentale des associations d'idées consiste en ceci :

On donne au sujet un mot parlé ou écrit (le mot inducteur) et on lui demande le premier mot qui lui vient à l'esprit (mot induit). Le temps qui s'écoule entre l'excitation et la réaction est le temps d'association.

Pour rendre ces réactions plus explicites, dans la méthode de Jung, on se sert des associations supplémentaires. On demande au sujet une suite d'associations au mot initial et d'après cette série on essaye de vérifier si une réaction est reliée ou non à un complexus du sujet.

P. Menzerath (1) remplace la méthode des séries d'associations de Jung et Bleuler par une autre méthode où on prie le sujet « d'associer à chaque mot un souvenir se rattachant à ce mot. Les souvenirs affectifs abondent dans les réponses ; il est donc logique de se servir de cette même technique dans les cas où il s'agit justement de pénétrer au fond du cœur et de l'âme du sujet, névropathe ou autre, pour en faire ressortir les complexus ».

Qu'on emploie l'une ou l'autre de ces méthodes on fait le choix des mots inducteurs dans le vocabulaire courant et à côté des mots indifférents on recourt ainsi à des mots éveillant l'émotivité du sujet.

Ce qui a une grande importance déductive pour la psychanalyse ce n'est pas seulement la nature du mot, mais aussi les états émotifs et signes qui accompagnent la prononciation des mots induits : hésitation, cris, rire, crainte, joie, etc...

Nous allons décrire maintenant une courte observation d'une analyse d'un oubli :

Dans une conversation littéraire que j'ai eu avec des camarades, je ne retrouve pas le nom d'un philosophe français. Tous les souvenirs attachés à sa personne surgissaient dans mon esprit, seul le nom m'échappait. Intrigué d'un tel oubli, certain que ce nom m'était familier, j'avais recours à l'association d'idées spontanées.

------

(1) P. Menzerath. Contribution à l'étude de la psychanalyse. Archives de Psychologie. Décembre 1912.

Parti de tous les souvenirs se rattachant à la philosophie, je pensai d'abord à mes études de lycée, puis à mes premières études de la faculté, aux examens, à l'examen de médecine opératoire et soudain le nom du Professeur «Desmarest » surgit en moi et l'association s'arrête. Après un petit effort mon esprit repart. Me voici à la Sorbonne que j'avais l'habitude de fréquenter et je me trouve à une conférence sur les Slaves présidée par M. Denis ; je me rappelle alors spontanément que M. « Deschanel » avait pris la parole à cette conférence et je pense que s'était le premier « *discours* » que j'entendais de lui. Au mot « discours », je m'écris ; mais c'ets le « discours de la méthode » mais c'est « *Descartes* ».

Il est intéressant de voir que les deux noms propres qui ont surgi dans l'association d'idées et qui ont provoqué tous les deux un arrêt dans l'association commence par « *Des* ».

Mais pourquoi le mot de Descartes que je prononçais si souvent ne m'était pas venu à l'esprit au moment de cette conversation.

Sans grand effort je découvre que le nom de « Descartes » était lié dans mon esprit à la rue Descartes, laquelle était liée à un souvenir très pénible. Or, précisément, comme les personnes avec qui je parlais avaient été mêlées à cet événement pénible, en leur présence, le mot Descartes pouvait faire surgir dans mon esprit ce triste souvenir ou tout au moins un sentiment de malaise inexplicable. L'oubli a été une réaction de défense.

Après cette analyse je me suis rappelé une autre
réaction de défense se rattachant au même souvenir :

Toutes les fois que je devais aller de chez moi voir
un ami habitant rue Rollin, lorsque j'étais seul, au
lieu de suivre le chemin le plus court, que je connais-
sais, c'est-à-dire de prendre la rue Descartes, je faisais
un détour ; mais lorsque je conduisais chez lui mon
ami, en causant avec lui en route nous prenions la
rue Descartes.

Là aussi il y a la réaction de défense ; quand j'étais
seul la rue Descartes m'aurait rappelé le souvenir pénible, quand j'étais avec mon ami au contraire je
discutais sans porter attention à la rue et si j'avais
pris un chemin détourné, c'est alors que l'étonnement
de mon ami aurait pu éveiller en moi la rue et me faire
penser au souvenir.

L'ANALYSE DES RÊVES

Le rêve, phénomène dépourvu en apparence de toute valeur pratique, occupe une place capitale dans la psychanalyse.

La psychologie classique considère le rêve comme un désordre psychique dont le contenu absurde n'a aucune signification.

Tout autre est la conception de Freud. De même que pour les actes manqués, le rêve est un acte psychique ayant un sens et sa production est déterminée par des lois psychologiques précises. Il peut être considéré comme « le gardien du sommeil qu'il défend contre ce qui est susceptible de le troubler », comme une réaction contre une excitation qui vient nous réveiller. Cette excitation peut bien être quelquefois d'origine sensorielle ou coenesthésique, mais alors l'excitation n'explique qu'une partie du rêve ; le vrai excitant vient de la vie psychique, d'une source qui est inconnue au rêveur. L'interprétation des rêves nous révélant des tendances et des désirs obscurs, dont le rêveur lui-même ignore l'existence, nous fournit de précieux renseignements sur la personne morale de l'individu.

Les tendances ou désirs cachés constituent les *idées latentes du rêve*, et le rêve qu'on nous raconte constitue le *contenu manifeste*.

L'état de rêve ne serait par conséquent autre chose

que la pénétration des idées latentes du rêve, de l'inconscient, dans le conscient, à la suite de l'affaiblissement de la censure par le sommeil.

Mais le groupement de ces tendances profondes qui franchissent ainsi le seuil de la conscience pour devenir le rêve n'est pas l'œuvre du hasard ; il se produit un travail particulier, une *élaboration du rêve*, qui a son déterminisme propre et qui est soumise à des lois établies par la psychanalyse. Et si le contenu manifeste du rêve nous paraît souvent étrange, inintelligible, même absurde, c'est à cause de la *déformation*, qui est la caractéristique de cette élaboration.

Pour comprendre ce travail, il faut s'adresser aux rêves les plus simples où la déformation est insignifiante ou nulle. Ces rêves s'observent chez les enfants. Le rêve infantile réalise toujours l'accomplissement d'un désir qui n'a pas été satisfait à l'état de veille ; on a refusé des fruits à un enfant parce qu'il en a mangé trop ; la nuit suivante, il reçoit en rêve une corbeille de fruits.

Chez les personnes adultes, nombre de rêves ne présentent guère un autre caractère. C'est la réalisation d'un désir qu'on a eu la veille.

Mais la plupart des rêves des adultes ont comme cause un désir refoulé. Dans ces cas la réalisation du désir est presque toujours déformée et rendue méconnaissable, même si au premier abord elle ne paraît avoir aucun rapport avec la réalisatoin d'un désir.

En réalité dans ces rêves d'adultes le désir est refoulé et latent et la réalisation est voilée. Quelquefois la réalisation est mal ou peu voilée ; ce sont les rêves qui s'accompagnent en général d'angoisse.

Si les rêves des adultes nous apparaissent confus, étranges, c'est que dans la structure du rêve entre les deux éléments distincts que nous avons vu : le contenu manifeste ou le rêve tel qu'il nous apparaît et qui se compose des désirs et souvenirs récents, fragments de conversation, lectures récentes, excitations organiques variées et nombreuses, et le second élément, les idées latentes, qui elles sont cachées derrière les créations qui composent le premier.

Ces idées latentes sont constituées par des désirs et des tendances contemporaines au développement infantile, qui refoulées dans l'inconscient cherchent à se créer à l'état de rêve un chemin vers le conscient.

Les tendances et souvenirs refoulés n'apparaissent pas dans le rêve telle qu'elles sont, mais subissent une déformation dont la principale cause est la censure ; car ces tendances primitives sont indécentes et répréhensibles au point de vue social et moral, ce sont des choses auxquelles on pense avec horreur, ce sont des manifestations d'un moi égoïste et sans scrupules.

La sexualité est souvent à l'origine des rêves ; l'instinct sexuel est en effet celui qui est refoulé continuellement par l'éducation, les conventions sociales, etc...

Il faut toujours se rappeler que les tendances, qui se manifestent dans le rêve, sont des éléments primitifs de la vie psychique infantile avec son égoïsme et ses tendances incestueuses. Cette vie oubliée survit dans l'inconscient et se révèle dans le rêve mais pas sous la même forme.

A l'état de veille, la censure qui a une attitude hostile envers ces tendances inconscientes et qui cherche à les empêcher de pénétrer dans le conscient, se comporte différemment dans le sommeil ; elle est alors affaiblie et tout en permettant l'irruption de ses tendances dans le conscient, elle cherche à les modifier en les rendant méconnaissables. C'est le *travail de déformation du rêve.*

Ce travail est régi par des lois déterminées ; à savoir : la condensation, le déplacement, la transformation régressive d'idées en images.

La *condensation* est la réunion des éléments étrangers ayant quelque point commun, en un seul, qui nous apparaît sous cete forme, dans le rêve, forcément absurde. Le contenu manifeste est un abrégé des idées latentes.

Le *déplacement* qui est le transfort de l'affect d'un objet ou d'une personne déterminée sur un autre objet ou personne totalement étrangère à ce sentiment. C'est ainsi qu'on trouve dans le contenu des bagatelles qui n'ont pu attirer notre attention pendant la journée.

Le troisième effet est la *transformation des idées en images visuelles.* ce sont ces images qui jouent le rôle essentiel dans la formation des rêves. Les idées revêtent une représentation concrète.

Le rêve emploie, en somme, le langage *symbolique.* Et c'est d'après Freud très compréhensible. Les désirs et les tendances qui peuplent notre inconscient étant d'une part plus ou moins abstraits et d'autre part le langage du rêve étant celui des images concrètes, les premiers doivent nécessairement se soumettre aux exigences des secondes. C'est pour cette raison que nous voyons souvent des désirs vagues, difficiles à exprimer par des paroles même, prendre dans le rêve la forme des figures palpables, derrière lesquelles la sagacité du psychanalyste doit trouver le vrai sens.

La conception symbolique du rêve n'a pas été acceptée par tous les psychanalystes. Elle s'est heurtée à une grande résistance. Mais elle a beaucoup préoccupé Freud et d'autres qui se sont posé comme tâche de chercher les symboles les plus répandus exprimant les mêmes idées. En voici quelques exemples.

Les parents ont pour symbole l'empereur et l'impératrice, le roi et la reine, etc...

La mort imminente est remplacée par un voyage en chemin de fer, etc... La nudité par les habits et uniformes.

Mais c'set surtout pour les organes sexuels qu'il existe une foule de représentations symboliques. Dans cet exposé de contenus de la vie sexuelle la psychanalyse ne parle pas par des allusions ; « elle trouve correct et convenable d'apeler les choses par leur noms et considère que c'est le meilleur moyen de se préserver contre des arrière-pensées troublantes ».

La verge a pour symboles les objets suivants : cannes, parapluies, tiges, arbres, armes pointues, revolvers, crayons, porte-plumes, etc...

Pour l'appareil génital de la femme : fosses, cavernes, vases, caisses, poches, coffres, etc...

Les seins trouvent leur représentation symbolique dans les pommes, les pêches, les fruits en général.

Les rapports sexuels ont pour symboles : la danse, l'équitation, l'ascension, des activités rythmiques en général.

On a constitué ainsi des listes entières.

Au début de ce chapitre, nous avons dit que le rêve est un désir refoulé qui cherche à se réaliser. Nous avons vu que ce désir n'est pas connu de la conscience, qu'il est refoulé parce qu'il est incompatible avec notre éducation, etc... *L'oubli des rêves* n'est autre chose que le signe de la résistance contre les idées du rêve. Au réveil la censure reprend sa force et les intrus de l'inconscient tombent de nouveau victimes du refoulement.

Voici maintenant quelques renseignements sur les procédés qui doivent être suivis pour l'analyse des rêves.

Le médecin se propose de trouver au sein du contenu apparent du rêve, les tendances plus ou moins dissimulées qui ont présidées à sa formation et de tirer ainsi à la surface son contenu inconscient.

Pour cela le sujet a noté à son réveil les rêves qu'il a eu ou sans les avoir noté il commence par raconter les scènes de son rêve tel qu'il s'en souvient. Le médecin ne se soucie pas de l'enchaînement de ces images mais retient celles qui expriment quelque tendance cachée qui cherche à se faire jour.

On décompose le rêve en ses éléments et on examine chaque élément à part ; il importe de savoir quels sont les souvenirs ou évènements de la vie du sujet qui sont reliés aux éléments du rêve. On a recours pour cela à la méthode des associations dont nous avons déjà parlé dans le précédent chapitre. On demande au sujet de dire tout ce qui lui vient à l'esprit à propos de tel ou tel élément du rêve et on note les réponses si décousues qu'elles paraissent. On fait de même pour les autres éléments importants du rêve, les uns après les autres.

Le sujet doit communiquer sans aucune exception tout ce qu'il a dans la tête ; il ne doit pas penser que la chose qu'il raconte est puérile ou qu'elle est un non-sens n'ayant aucun rapport avec le rêve. Il ne doit pas surtout s'arrêter d'exprimer les idées qui lui paraissent désagréables. Ceci est d'une importance capitale, car on est surtout arrêté par les choses qui sont gênantes et pénibles à raconter aux autres. Trop souvent malheureusement on se dit qu'une idée est trop désagréable et on ne veut pas en faire part à un autre. Donc on ne doit pas exercer la moindre critique sous n'importe quelle forme, on doit être en somme dans un état de passivité complète.

Il faut imposer à la personne qu'on analyse la règle inviolable de ne jamais refuser d'exprimer une idée. La personne promettra, mais il ne faut pas s'étonner de voir qu'elle ne tient pas toujours sa promesse. On se rend compte en partie de ses difficultés lorsqu'on essaye d'interpréter ses propres rêves ; on voit alors qu'on a beaucoup d'idées, mais pour chacune on a des objections ; une nous paraît absurde, une autre sans importance et ainsi on les élimine sans qu'elles aient eu le temps de devenir plus claires.

En relation avec ses éléments du rêve, le sujet peut nous raconter des événements ou des souvenirs récents, petit à petit il se souviendra des événements beaucoup plus éloignés.

Toutes ces idées qui surgissent dans l'esprit du patient sont déterminées et non arbitraires. En plus de leur lien avec la représentation initiale elles sont sous la dépendance des complexes inconscients.

Pour interpréter les rêves en plus du procédé que nous venons de voir et qui en somme consiste à faire surgir chez le sujet des souvenirs jusqu'à ce qu'on arrive aux idées latentes du rêve, Freud se sert encore de la symbolique des rêves, c'est-à-dire qu'il remplace les symboles par leur signification. « Les symboles nous permettent dans certaines circonstances d'interpréter un rêve sans interroger le rêveur qui d'ailleurs ne saurait rien ajouter au symbole. Lorsqu'on connaît les symboles usuels des rêves, la personnalité du rêveur, les circonstances dans lesquelles il vit et les impressions à la suite desquelles le rêve et survenu, on est souvent en état d'interpréter un rêve sans aucune difficulté, de le traduire pour ainsi dire à livre ouvert » (1). Mais le plus souvent, il ne faut pas envisager le symbole, comme certains l'ont fait, comme le phénomène le plus important dans l'interprétation des

____

(1) S. Freud. Introduction à la psychanalyse. loc. cit.

rêves ; ce n'est qu'un moyen qui vient s'ajouter à l'association, pour lui fournir des données qui peuvent être souvent utilisées.

La majeure partie des symboles dans les rêves étant du domaine de la vie sexuelle beaucoup d'auteurs en critiquant ces idées ont affirmé que dans la psychanalyse tous les rêves auraient une signification sexuelle. Ce n'est pas l'avis de Freud qui affirme qu'il y a « des rêves qui sont des réalisations de désirs non sexuels, des rêves dans lesquels il s'agit de la satisfaction des besoins les plus fondamentaux, tels que la faim, la soif, le besoin de liberté,... rêves de commodité et d'impatience, des rêves de cupidité, des rêves égoïstes, mais on doit considérer que les rêves très déformés, pas tous d'ailleurs, servent principalement à exprimer des désirs sexuels ». (1)

Avec les deux procédés décrits on arrive à trouver l'élément latent du rêve, à fournir la traduction et à trouver le désir qui est la clef du tout et qui seul est responsable de tout ce rassemblement des faits qui constituent le rêve. Quelquefois le rêveur exprimant une idée qui lui vient directement du rêve fournit d'emblée la clef. D'autres fois, il fournit assez de matériaux pour que la solution s'impose d'elle-même. Mais souvent aussi lorsque le rêveur ne nous vient pas assez en aide, le rêve reste incompréhensible.

Comme dans l'examen des associations spontanées,

____

(1) Freud. Introduction à la psychanalyse. loc. cit.

l'analyste doit observer le sujet, il doit éviter toute
suggestion pour ne pas arrêter les associations.

L'étude des rêves constitue une très bonne préparation pour le psychanalyste. Le rêve peut s'observer
chez tous les gens et l'on peut analyser soi-même ses
propres rêves. En parlant de cette étude Freud dit (1) :
« Il n'est pas d'autre question dont l'étude puisse fournir aussi rapidement la conviction de l'exactitude
des propositions de la psychanalyse. Il faut plusieurs
mois ou plusieurs années de travail assidu pour montrer que les symptômes d'un cas de maladie névroti-
que possèdent un sens, servent à une intention et
s'expliquent par l'histoire de la personne souffrante.
Au contraire, il faut seulement un effort de plusieurs
heures pour obtenir le même résultat en présence
d'un rêve qui se présente tout d'abord comme confus
et incompréhensible et pour obtenir ainsi une confir-
mation de toutes les présuppositions de la psychanalyse, concernant l'inconscience des processus psychiques,
les mécanismes auxquels ils obéissent et les tendances
qui se manifestent à travers ces processus ».

Nous donnons maintenant une courte analyse faite
par Freud du rêve d'un névropathe (2).

*Il voyage en chemin de fer. Le train s'arrête en
pleine campagne. Il pense qu'il s'agit d'un accident,
qu'il faut songer à se sauver, traverse tous les compar-*

---

(1) S. Freud, Vorlesung. z. Einführung i. d. Psych. Traduct.
Dr Jankélevitch. loc. cit.
(2) S. Freud. Ibid.

*timents du train et tue tous ceux qu'il rencontre : con-
ducteur, mécanicien, etc...*

A cela se rattache le souvenir d'un récit fait par un ami. Sur un chemin de fer on transportait un fou dans un compartiment réservé, mais par mégarde on avait laissé entrer un voyageur dans le même compartiment. Le fou tua le voyageur. Le rêveur s'identifie donc avec le fou et justifie son acte par la représentation obsédante, qui le tourmente de temps à autre, qu'il doit « supprimer tous les témoins ». Mais il trouve ensuite une meilleure motivation qui forme le point de départ du rêve. Il a revu la veille au théâtre, la jeune fille qu'il devait épouser, mais dont il s'était détaché parce qu'elle le rendait jaloux. Vu l'intensité que peut atteindre chez lui la jalousie il serait réellement devenu fou s'il avait épousé cete jeune fille. Cela signifie : il la considère comme si peu sûre, qu'il aurait été obligé de tuer tous ceux qu'il aurait trouvés sur son chemin, car il eut été jaloux de tout le monde. Nous savons que le fait de traverser une série de pièces (ici de compartiments) est le symbole du mariage...».

Nous terminerons ce chapitre par l'interprétation que nous avons faite de deux rêves, l'un personnel, l'autre d'un ami.

Je sortais du restaurant avec plusieurs camarades et gaiement nous descendions le boulevard Saint-Germain. L'ami A... nous invite à aller au champ de courses. Nous traversons un bois. A la porte du champ de courses un gardien se dresse devant nous. Son aspect est assez vague, mais je suis frappé par sa chevelure

d'un blond vénitien. L'ami A... dont les formes devien-
nent floues présente au gardien un billet qui est dé-
chiré. Celui-ci l'examine attentivement cependant que
je fais la remarque de l'aspect féminin de ce gardien.
Le gardien déclare qu'il manque à ce billet une partie
essentielle sans laquelle on ne peut pas entrer dans le
champ. Je dis alors : « Il n'y a rien à faire ».

Dans ce rêve il y a plusieurs éléments : d'une part
la représentation des faits journaliers : j'ai en effet,
l'habitude de parcourir après le déjeuner le boulevard
Saint-Germain avec des camarades et je me rappelle
avoir discuté il y a quelques jours avec l'un d'eux sur
le danger des courses ; d'autre part il y a d'autres éléments qui ne rappellent aucun fait journalier. Seule
la méthode des associations spontanées nous a permis
de comprendre.

Le gardien avec son aspect féminin a fait surgir
dans mon esprit une série d'images variées. Soudain
la couleur spéciale de ses cheveux nous rappelle Mada-
me S... qui m'a aidé dans la psychanalyse. Cette image
s'impose avant toute autre et avec elle toute la signification du rêve m'apparaît. Je me rappelle alors im-
médiatement qu'elle me disait souvent que pour arriver à un résultat dans l'analyse il ne faut pas tenir
caché ce qui peut être précisément l'essentiel pour
la découverte des complexes.

Je comprenais la signification du billet déchiré : il
était impossible de pénétrer dans l'inconscient tant
que je tenais caché des choses essentielles.

Et lorsque je disais en rêve qu' « il n'y a rien à faire » j'exprimais l'idée que j'avais très souvent de l'impossibilité d'arriver avec elle à un résultat, me sentant incapable de tout lui dire.

Voici maintenant l'interprétation du rêve d'un ami.

Il se trouvait dans un jardin. Ce jardin était séparé d'un jardin voisin par une grille. Des femmes mal vêtues jouaient derrière la grille. Elles pénètrent par une porte dans son jardin. Il court après elles. Elles s'échappent. Une seule reste. C'est une femme vêtue de rouge, portant un sac sur l'épaule. Il court après elle pour lui prendre le sac dans lequel une somme de sept cent mille francs doit être cachée. Soudain la femme disparaît ; il se précipite sur le sac et l'emporte.

Nous faisons d'abord associer sur le mot « jardin » il se rappelle le jardin où il avait l'habitude de jouer dans son enfance, mais nous n'obtenons rien de plus.

« La femme habillée en rouge » lui évoque toute une série d'idées ; après avoir hésité un peu, il me raconte qu'il se rappelle tout à coup une jeune fille qui avait des manières vulgaires, sans instruction, qui occupait toute sa journée à des besognes de servante, mais qui était très riche. Il avait pensé, à propos de cette jeune fille, à la possibilité de devenir riche par un mariage, mais ensuite il a refoulé cette idée en se reprochant de l'avoir eu.

La jeune fille de condition sociale inférieure, qui portait sur l'épaule un sac contenant de l'argent et après laquelle il courait, représentait le désir sans cesse refoulé d'un mariage riche.

Nous avons communiqué cette interprétation à notre ami qui nous a affirmé que ceci le satisfait entiè-rement. Bien plus il comprend alors l'attitude un peu irritable qu'il avait envers sa fiancée, jeune personne distinguée, d'une éducation sérieuse et solide, mais pauvre. Les critiques légères qu'il lui adressait souvent à propos de petits faits sans importance et dont lui-même ne comprenait pas le sens, étaient en somme dues au conflit de deux tendances opposées.

Cette explication lui provoque un certain état de satisfaction et il me dit que depuis lors comprenant la véritable cause de sa légère irritation, son attitude s'est modifiée.

La somme de sept cent mille francs a son origine dans une autre cause n'ayant rien de commun avec cette interprétation. C'est une condensation de deux éléments : il pensait recevoir de chez lui la somme de sept cents francs et d'autre part, il avait le désir de trouver, sous forme d'un emprunt, la somme de cent mille francs.

VUE D'ENSEMBLE SUR LA TECHNIQUE

Nous avons vu que les éléments importants pour l'analyse sont constitués par les actes manqués, les associations d'idées spontanées et expérimentales et par l'étude des rêves.

Mais nous avons dit qu'en pratique, au cours de la séance, on applique les différents procédés simultanément. Le médecin observe en même temps l'émotion du malade, les erreurs ou les oublis, les petits actes accidentels, les gestes, il suit les associations d'idées du malade et essaye d'interpréter les rêves que celui-ci raconte.

De quelle manière le médecin doit-il fixer dans sa mémoire ce que le malade lui raconte ? Il faut prêter à tout ce que le malade dit la même attention. Si on s'arrête sur telle partie ou si on élimine telle autre, alors on suit nécessairement dans ce choix ses propres tendances. Si on ne choisit que ce qu'on s'attendait à trouver on risque de ne jamais trouver autre chose que ce que l'on savait déjà. « Si on suit ses tendances, alors on dénature certainement les choses entendues. On ne doit jamais oublier que le plus souvent on entend des choses dont la signification n'est reconnue que plus tard... On écoute sans se soucier si on se souviendra de quelque chose. »

Le médecin se souviendra toujours des détails qui ont une relation avec l'histoire du malade, même si au premier abord il semble avoir tout oublié.

Il n'est pas recommandable de prendre des notes pendant les séances, on fait une mauvaise impression sur le malade et surtout, en écrivant on risque de faire justement ce choix qu'il faut éviter pour les raisons que nous avons indiquées.

Le médecin doit en outre dans une large mesure satisfaire à une condition psychologique essentielle ; il ne doit garder aucune résistance qui pourrait l'empêcher de comprendre certains états. De même que le malade est tenu de communiquer tout ce qui lui vient à l'esprit en évitant les objections logiques et affectives qui pourront le déterminer à faire un choix, de la même façon, le médecin doit être en état d'utiliser les choses communiquées, sans qu'il remplace le choix auquel le malade a renoncé, par sa propre censure. Il ne suffit pas pour cela que le médecin soit un homme à peu près normal, mais pour devenir analyste, il doit se servir de ses propres rêves comme matériel d'expérience et il doit commencer par s'analyser lui-même à l'aide d'un analyste expérimenté. « Il faut que le médecin se soit soumis à une purification psychanalytique et qu'il ait pris connaissance de ses propres complexes qui pourront le cas échéant l'empêcher de saisir les choses communiquées par les malades » (Freud).

M. Jelliffe dit que la première rencontre avec le sujet est de grande importance. On doit remarquer

chaque signe extérieur sans que le malade s'en aper-
çoive, parce que la plupart des névrosés sont hypersen-
sibles et enclins à critiquer. Les petits signes sont à
noter scrupuleusement : rougeur soudaine, agitation
nerveuse des doigts, frappement du pied ou de la
main, agitation du corps, etc...

Adler et Freud ont trouvé que c'est parfois la première phrase que le malade prononce qui donne la
clef de toute la situation. L'analyste doit se rappeler
qu'il est sous l'observation du sujet et il doit trahir
ses pensées le moins possible. Mais en même temps
il doit être très attentif et sympathisant. Les névrosés
pour la plupart sont intuitifs et pénétrants. Ils ne
peuvent pas être trompés bien longtemps.

Certains médecins croient qu'il est permis et même
utile pour vaincre les résistances du malade de lui per-
mettre de jeter un coup d'œil dans leurs propres défauts et conflits et de lui faire des confidences intimes
pour gagner sa confiance. Freud trouve que cette méthode est défectueuse. Il dit que si on emploie on quit-
te le terrain psychanalitique et on s'approche du traitement par la suggestion. Mais du point de vue pratique il ne faut pas s'opposer à ce qu'un psychothéra-
peute mélange un peu d'analyse avec un peu de suggestion, pour obtenir des résultats plus rapides mais il
faut qu'il sache que cette méthode n'est pas la vraie
psychanalyse.

M. Baudouin dans ses « Etudes de psychanalyse »,
conseille même l'emploi simultané de la psychanaly-
ses et de la suggestion. Il dit notamment : « En psycha-

nalyse où l'on à affaire au système nerveux et au subconscient, c'est-à-dire au terrain par excellence de la suggestion et où en outre un rapport affectif étroit peut s'établir... Il est certain que le coefficient de suggestion est très élevé. Cela n'enlève rien à la valeur objective de la méthode... Puisque la suggestion accompagnera bon gré, mal gré l'analyse, ne vaudrait-il pas mieux, au lieu de vouloir l'ignorer, la diriger ?.. La méthode à laquelle l'expérience m'a conduit repose justement sur une collaboration constante de l'autosuggestion et de la psychanalyse ».

Dans le cabinet du médecin le sujet généralement explique pourquoi il est venu et quels sont ses symptômes. Si le sujet est venu accompagné, il sera préférable qu'il raconte son histoire seul à seul avec le médecin et avant que le médecin l'ait entendue d'une autre personne. L'histoire telle que la raconte le sujet est généralement très déformée. Pourtant il est préférable d'attribuer plus d'importance à cette histoire qu'à celle racontée par l'entourage. Il faut écouter le sujet jusqu'à la fin avant d'essayer de lui expliquer le désordre dont il est atteint, parce qu'une explication avant que toute la situation soit comprise risque de chasser des symptômes.

Souvent le sujet se répète quand il raconte les symptômes ; quelquefois il les a écrit pour les retenir. On ne doit pas trop empêcher cette répétition, car on peut remarquer ainsi les différences. Mais il faut pourtant que l'on dise au sujet que ce n'est pas de cela qu'il s'agit.

M. Jelliffe trouve que cette répétition est une ruse de la censure qui essaye de détourner l'attention des vraies difficultés ; c'est comme si on attirait l'attention sur les pieds pour faire perdre de vue le mal de cœur. Les actions secondaires tâchent de voiler les importantes.

Il y a deux manières de se renseigner, ou bien de poser au sujet une série de questions déterminées, ou bien de lui demander son histoire et de l'interroger ensuite sur certains points qui nous paraissent obscurs. Le second procédé nous paraît préférable. Il y a des sujets qui font des réticences et ne disent rien ; vis-à-vis de ceux-ci il faut procéder graduellement en posant des questions et il faut pouvoir quelquefois saisir d'intuition leurs tendances et leur pudeur.

Un bon système consiste dans l'examen systématique de la famille, d'abord sous le rapport des maladies, ensuite sous le rapport des relations de famille. Il faut avoir une idée précise des membres de la famille ; car c'est autour de ceux-ci que le sujet construit son complexe familial.

Il est intéressant de noter que la plupart des désordres nerveux ont un point de départ qui est net et précis. Souvent le sujet peut dire l'heure exacte où les symptômes ont commencé.

Il est important que le sujet décrive dans les moindres détails le début de son mal, ce qui est très difficile, parce que généralement le malade parlera de quelques symptomes évidents pour masquer (sous l'effort de la censure) les symptômes importants.

Il faut que le sujet vienne plusieurs fois avant qu'on s'assure définitivement si on peut ou non lui appliquer la méthode.

Le traitement doit commencer sans que le sujet soit mis au courant de la méthode qu'on va suivre.

Il est toujours utile de se faire raconter des rêves antérieurs au traitement et surtout le premier rêve après le commencement du traitement. On prend note de ces rêves pour l'avenir.

La question d'argent peut retarder les effets de la psychanalyse du fait que le malade y pense beaucoup au cours du traitement.

En génétal, il est utile de se bâtir une hypothèse comme point de départ.

Il faut avertir le sujet qu'il ne faut pas discuter avec une tierce personne de la psychanalyse jusqu'à ce qu'il ait assez d'expérience.

En général l'analyse dure longtemps, des mois et même quelquefois plus d'un an.

MECANISME DE LA GUERISON
LE TRANSFERT EFFECTIF

Au cours du traitement psychanalytique, nous arrivons à supprimer les tendances refoulées, à remplacer chez les sujets des états inconscients par des états conscients.

Ces tendances refoulées, qu'on libère par le traitement et qui étaient à craindre tant qu'elles étaient dans l'inconscient deviennent inoffensives après leur mise au jour. Par quels moyens ?

Lorsque l'individu en traitement arrive à saisir les désirs cachés, désirs qui apartiennent à la période infantile, il peut dans son état présent d'adulte, *les critiquer et les condamner*, ce qui était impossible lorsqu' il était enfant.

Un autre moyen est de satisfaire un certain nombre de tendances refoulées par *la satisfaction sexuelle normale*, car quelquefois on ne peut pas transformer toute l'énergie provenant de l'instinct sexuel.

Des adversaires de la psychanalyse, comme aussi de jeunes adeptes trop enthousiastes, ont surestimé ce moyen de satisfaction sexuelle, en le considérant comme l'élément essentiel de la psychotérapie analytique.

En réalité ce n'est seulement que dans certains cas que l'on peut guérir quelques états morbides par la suppression d'une abstinence mal comprise. C'est d'ail-

leurs le malade lui-même pendant la cure qui se déci-
de à suivre un autre chemin : « Nous ne nous faisons
pas faute de formuler nos critiques devant les pa-
tients, nous les habituons à réfléchir sans préjugés aux
faits sexuels comme à tous les autres faits et lorsque,
le traitement terminé, ils deviennent indépendants et
se décident de leur propre plein gré en faveur d'une solution intermédiaire entre la vie sexuelle sans restrictions et l'ascèse absolue, notre conscience n'a rien à
se reprocher ». (1)

Une vie sexuelle anormale ne peut provoquer des névroses que chez un certain nombre de personnes seulement. Et dans cette vie sexuelle anormale entrent non
pas seulement l'onanisme, mais toutes les pratiques
peu naturelles, toutes les précautions prises contre la
fécondation.

Freud a protesté vigoureusement contre les jeunes
adeptes qui apliquent en psychothérapie la conception
de la sexualité dans un sens trop étroit et qui font
usage du mot sexuel dans un sens trop brutal en l'appliquant seulement à la fonction organique (2).

C'est en tenant compte de toutes ces restrictions
qu'on peut employer ce moyen, c'est-à-dire la satisfaction sexuelle, par lequel la psychanalyse ouvre une
issue aux désirs cachés qu'elle découvre.

Mais il y a encore un troisième procédé très impor-

____

(1) Freud. Introduction à la psychanalyse, loc. cit.
(2) S. Freud. « Ueber Wilde Psychoanalyse ». Centralblatt
für Psychoanalyse, 1910.

lant ; c'est la *sublimation*, qui est une moyen d'utiliser l'énergie provenant de l'instinct sexuel, dans un but noble et supérieur.

Pendant le traitement, l'individu intelligent et instruit, capable donc de sublimer, découvre lui-même le chemin et se dirige aidé un peu par le médecin. Il sera le plus souvent conduit vers un but artistique ou intellectuel, quelquefois le sport ou d'autres préoccupations. Le malade peut devenir par la sublimation un homme remarquable au point de vue artistique ou intellectuel. « Les tendances qui composent l'instinct sexuel se caractérisent précisément par cette aptitude à la sublimation : à leur fin sexuelle se substitue un objectif plus élevé et de la plus grande valeur sociale. C'est à l'enrichissement psychique succédant à ce processus de sublimation, que sont dues les plus nobles acquisitions de l'esprit humain ». (1)

Cette sublimation peut intervenir aussi dans la prophylaxie et l'éducation. Un enfant ou un jeune homme qui était primitivement féroce et qui prenait un plaisir particulier à tourmenter les animaux peut satisfaire plus tard ces instincts en devenant boucher ou chasseur, ou bien s'il possède une intellectualité supérieure, il peut choisir la carrière de naturaliste qui lui permettra de faire la vivisection, etc... Enfin il se peut que cet instinct provoque une forte réacion en donnant naissance à des sentiments humanitaires

____

(1) S. Freud. La psychanalyse, loc. cit.

ou éthiques. Cet être féroce peut donc devenir plus tard un homme dont le sentiment de pitié sera extrêment développé.

Le *Transfert affectif* est un phénomène très important,qui explique le mode d'action de la psychothérapie analytique. Il consiste dans le fait que le malade transporte ou transfère sur le médecin tous ses sentiments. Le transfert se manifeste par un changement dans l'attitude du malade qui devient prévenant, cherche toutes les occasions pour montrer sa reconnaissance, détourne toute son attention de sa propre maladie ou de ses affaires pour ne voir que le médecin. Il fait partout l'éloge du médecin qui est pour lui la personnalité la plus remarquable.

Si on est plus familiarisé avec le psychisme du malade en général, on se rend compte que ce transfert n'a pas lieu seulement pendant la psychanalyse, mais que c'est un phénomène caractéristique pour toutes les névroses et qui se manifsete dans toutes les circonstances. Les exagérations des extériorisations affectives des hystériques sont connues depuis longtemps. P. Janet l'a signalé à propos de l'hypnotisme (1) : « Ce que l'on observe le plus souvent, c'est un sentiment d'affection qui peut très rapidement devenir extremement vif. Le sujet se sent heureux quand il voit son hypnotiseur et quand il lui parle ; il éprouve du plaisir à penser à lui et par conséquent ne tarde pas à l'aimer beaucoup...

____

(1) P. Janet. Névroses et Idées fixes, p. 423.

Celui qui s'occupe d'elles n'est plus à leurs yeux un homme ordinaire, il prend une situation prépondérante auprès de laquelle rien ne peut entrer en balance. Pour lui elles sont résolues à tout faire, car elles semblent avoir pris une fois pour toutes la résolution de lui obéir aveuglement ».

C'est à ce phénomène que Janet attribue la guérison : « Je crois que cette pensée persistante de l'hypnotiseur joue un grand rôle dans les phénomènes qui caractérisent la période d'influence somnambulique et en particulier la disparition des accidents et dans le développement intellectuel que l'on constate à ce moment. Chez les sujets qui ne présentent pas cette affection spéciale pour leur hypnotiseur, le somnambulisme n'a guère chez eux aucune influence thérapeutique ».

On pourrait trouver l'explication du transfert dans le besoin que le malade ressent de détourner l'intérêt qu'il a pour les tendances censurées (érotiques ou brutales) et de les transporter sur des domaines généralement admis.

La méthode psychanalytique offre, plus que toute autre méthode, des conditions favorables pour le développement du transfert.

Les tendances jusqu'alors refoulées cherchent au moment de leur apparition dans la conscience, l'objet le plus proche pour se fixer et le trouvent dans la personne du médecin. « Les émotions autrefois réprimées, lorsqu'elles redeviennent conscientes par la psychanalyse, cherchent à saturer leur valence sur la personne du médecin ». (1)

Le médecin a une position particulièrement favorable pour devenir l'objet du transfert. Vu la fréquence du complexe Œdipe, non seulement chez les névropathes, mais aussi chez beaucoup de gens normaux, l'attitude indulgente et paternelle du médecin rappelle souvent l'image du père, et tous les sentiments d'amour pour le père, qui ont été refoulés, se concentrent sur le médecin. « Le médecin est un des revenants dans lesquels le névropathe espère retrouver les visages disparus de l'enfance ». (Ferenczi).

Freud considère le mécanisme du transfert comme une réaction naturelle de l'organisme contre les complexes fâcheux, provocateurs de maladies. Le malade dans son effort de refoulement, c'est-à-dire dans son effort pour oublier le plus complètement possible ses tendances devenues pénibles, cherche à utiliser autrement la charge affective qui était primitivement liée à ces tendances. En donnant un autre objet à ces manifestations affectives, il oubliera plus facilement les causes qui leur ont donné naissance.

On peut alors comprendre pourquoi on constate chez le malade un soulagement et une amélioration. Les désirs refoulés s'étant fixés sur le médecin, ne s'expriment plus à l'extérieur par des troubles morbides.

------

(1) S. Ferenczi. Introjekzion und Ubertragung. Iahrb. f. psychoanal. und psychop. Fortschungen 1909.

Le transfert peut donc être considéré comme une réaction de l'organisme contre la maladie.

Le transfert existe aussi bien pour les malades appartenant au sexe masculin, qu'au sexe féminin. L'explication se trouve dans la fixation sur le médecin des tendances homosexuelles qui ont existé dans la vie infantile.

Lorsque le malade a cette vive sympathie pour le médecin le *transfert est positif*. Freud a montré que parfois, le sujet, surtout lorsqu'il est de sexe masculin, montre des sentiments hostiles à l'égard du médecin ; il s'agit alors d'un *transfert négatif* où le malade transfert sur celui qui le traite la haine ou les tendances antipathiques inconscientes qu'il a eu pour d'autres personnes. Il suffit queqluefois de très peu de chose pour transformer un transfert positif dans un négatif. Un geste ou un ton plus tranchant rappelant au malade une personne abhorrée suffisent pour transformer l'amour en fureur ou haine. Lorsque le transfert est négatif, le plus souvent, le malade abandonne le traitement.

Le transfert, qui en dernière analyse, n'est autre chose qu'un élargissement de notre sphère d'intérêt et de sympathie, se rencontre également chez les êtres normaux et spécialement chez les représentants les plus distingués du genre humain. C'est que d'après Frend, il n'existe guère une différence entre l'état pathologique et normal, le contenu psychique dans les deux états étant absolument le même. Nous possédons tous des complexes qui peuvent devenir dans certains cas les causes des maladies.

La différence est purement quantitative et n'ayant une importance qu'au point de vue pratique. L'individu bien portant transporte également ses sentiments sur quelqu'un ou sur quelque chose, mais le choix de l'objet de son affection ou de sa haine est ordinairement beaucoup mieux motivé que chez le psychopathe qui gaspille ses énergies d'une façon absurde. Une autre différence est le degré de conscience qui accompagne ces sentiments. Chez les malades ces manifestations affectives sont souvent refoulées et n'apparaissent dans leur conscience qu'indirectement sous une forme symbolique, tandis que l'individu normal se rend toujours bien compte de ses sentiments et de leur pourquoi.

Au début du transfert on constate de très bons résultats ; le travail de l'analyse fait de grands progrès, le malade comprend les indications qu'on lui donne, il a beaucoup de souvenirs et d'idées qu'il interprète avec facilité ; d'autre part il y a une grande atténuation des symptômes ou même leur disparition.

Mais il ne faut pas se cacher que cette amélioration est superficielle et passagère. Nous constatons après quelque temps que le travail s'arrête ; le malade ne s'intéresse plus à sa maladie ; il n'y a que la personne du médecin qui l'occupe. En somme on se rend compte que le malade n'a fait qu'échanger sa maladie antérieure pour une autre nouvellement formée.

C'est lorsque le transfert est arrivé à cet état que le

médecin doit essayer de surmonter cette nouvelle névrose en montrant au malade le caractère trompeur de
ses sentiments, en lui montrant qu'il ne s'agit en
somme que des phénomènes qui font partie du traitement et que leur durée ne sera que passagère.

L'analyse n'est pas terminée tant qu'on n'a pas supprimé ces nouveaux symptômes.

C'est un succès facile d'obtenir une amélioration de
la maladie avec l'existence d'un transfert. La suggestion fait en partie la même chose. Mais dans le traitement psychanalytique, le traitement n'est terminé que
lorsqu'on a supprimé le transfert. « Dans tout autre
traitement suggestif, le transfert est soigneusement
aménagé, laissé intact ; le traitement analytique au
contraire a pour objet le transfert lui-même, qu'il cherche à démasquer et à décomposer, quelle que soit la
forme qu'il revête. A la fin du traitement analytique,
le tranfert lui-même doit être détruit, et si l'on obtient
un succès durable, ce succès repose, non sur la suggestion pur et simple, mais sur les résultats obtenus
grâce à la suggestion : suppression des résistances
intérieures, modifications intenses du malade ». (1)

-----

(1) S. Freud. Vorlesung. z. Einführ. in. d. Psych. Introd. à la
psych. loc. cit.

LES INDICATIONS DE LA PSYCHOTHERAPIE
ANALYTIQUE

La psychanalyse a été appliquée à l'étude d'un très grand nombre de maladies et de troubles psychiques. Elle ne s'est pas limitée à explorer seulement les névroses, mais elle a pénétré dans le vaste champ de psychoses où elle a pris une grande extension en trouvant toujours des explications intéressantes. Nous ne voulons pas parler ici des explications pathogéniques qu'elle a donnée à toutes ces affections. C'est seulement les applications thérapeutiques qui nous intéressent ; mais tout d'abord, il est nécessaire de connaître les contre-indications de cette méthode.

Dans l'état actuel de la psychanalyse, il est difficile de bien indiquer quels sont les sujets auxquels cette méthode est applicable.

En général la méthode ne s'adresse pas aux débiles. Ce sont des sujets impossibles à soigner. Là où l'intelligence est déffaillante, il est impossible de provoquer des états favorables, puisque nous savons que le malade doit intervenir dans le travail.

Il y a des cas où, par suite d'un deuil cruel, les malades apparaissent plus atteints qu'ils ne le sont ; ici une analyse partielle peut mettre le malade à même de lutter contre ses conflits, mais d'ordinaire une analyse complète n'est pas indiquée et souvent même impossible.

Les déments alcooliques, préseniis, etc., sont impossibles à analyser. Les états de manie aiguë ne sont pas traitables. Aucune amélioration n'est possible pour les idées fixes.

En général la plupart des psychoses sont inguérissables. L'école de Zurich croyait, il y a encore quelques années, que dans quelques psychoses comme la poronaïa, la démence précoce, il existe le phénomène du transfert affectif et que par conséquent on peut obtenir quelquefois une légère amélioration. Mais depuis des nouvelles observations ont démontré l'inefficacité du traitement.

Les malades muets ne sont pas traitables, mais on doit se souvenir que des muets s'exprimeront par les mouvements du corps. Ils offrent un sujet d'étude intéressant pour les autres malades.

On n'obtient aucun résultat avec la catégorie de malades qui cultivent leur mal pour le bon plaisir de fréquenter et de railler les médecins. Ce sont souvent des désœuvrés qui n'ont aucun courage, même pas celui de se soigner.

Ne sont pas intéressants les malades qui viennent à la psychanalyse pour savoir ce que c'est et en retirer par la suite une source de profits en usant à tort et à travers.

On doit attendre une période de tranquillité pour traiter des jeunes hystériques très excités ou en général des névroses aiguës. On peut même aggraver leur état par le traitement trop brusque.

Régis et Hesnard trouvent que chez certains obsédés le traitement peut nuire : « Que penser d'une méthode de traitement qui a pour but de débarrasser le malade de ses troubles neuro-psychiques en lui démontrant qu'ils sont le résultat éloigné des méfaits sexuels plus ou moins répugnants, voir d'incestes, remontant à la première enfance et complètement ignorés par lui ? Le médecin aura beau rassurer le malade, lui expliquer qu'il n'est pas coupable de ses vices..., pour peu que le malheureux obsédé soit porté au scrupule, il aura tendance à se considérer comme coupable de ces turpitudes : d'où l'amorce d'un délire d'indignité, susceptible de se greffer sur sa psycho-névrose. » (1).

Une autre contre-indication résulte du transfert affectif. Nous avons déjà parlé de ce phénomène si important en psychanalyse. Il faut en général beaucoup de prudence dans l'analyse des jeunes filles hystériques. Quelquefois le traitement contribue à créer des nouveaux symptômes qui indiquent la nécessité de ne pas continuer l'analyse ou de mettre le sujet entre les mains d'une femme docteur. C'est dans le cas où l'analyste établit de très forts transferts.

Lorsque le médecin constate cet état, il réussit quel-

---

(1) Régis et Hesnard. La psychoanalyse des névroses et des psychoses, 1914.

quefois à convaincre la malade que ce n'est qu'un transfert de l'amour pour le père ou le frère. Souvent la malade ne comprendra pas qu'il s'agit d'un tel amour, et la menace de se suicider sera inconsciemment due à son désir de gagner la tendresse du médecin. Ces malades sont jaloux de tous les autres et s'ils ne sont pas traités avec tous les égards, le travail de l'analyste devient impossible.

Dans le cas où le transfert est dangereux pour le médecin ou pour le malade, c'est le devoir de l'analyste d'expliquer la situation aux parents du malade avant de continuer la cure.

Il est recommandable d'affirmer que le traitement est exclusivement médical et non métaphysique, ni rien de semblable.

Pour ne pas aggraver les troubles morbides du sujet, il est nécessaire que celui qui fait l'analyse soit un médecin. Le psychanalyste non médecin qui a cependant la prétention de guérir des malades par cette méthode est d'une utilité douteuse.

Dans quel cas la psychothérapie analytique réussit-elle pleinement ? Nous ne faisons qu'énumérer d'après Freud :

Il existe d'abord tout une série de névropathes légers, aux symptômes les plus divers, qui peuvent être radicalement guéris.

Il existe ensuite, un groupe de névroses, ayant l'origine dans une vie sexuelle anormale, qui constituent le groupe des névroses dites « actuelles ».

Dans ces névroses, on distingue trois formes pures :

la neurasthénie, la névrose d'angoisse et l'hypocondrie. Les choses qui désignent ces noms ne sont pas très bien déterminées.

Dans la neurasthénie on fait entrer quantité d'états légers ou graves.

La névrose d'angoisse est très commune, elle présente fréquemment des associations avec les phobies, les obsessions, l'hystérie.

Enfin un troisième groupe où le transfert présente une grande importance au point de vue du traitement; comprenant ce qu'on a appelé les « névroses de transfert ». Ce sont : l'hystérie, l'hystérie d'angoisse et la névrose obsessionnelle.

QUELQUES DIFFICULTES
DE LA THERAPEUTIQUE ANALYTIQUE

Malgré le développement de la littérature psychanalytique, il y a relativement peu de médecins qui la pratiquent. Quelle peut en être la cause ?

Certainement il ne faut pas la chercher seulement dans les violentes critiques que la psychanalyse a provoqué. Il est juste de dire, que certaines conclusions de Freud semblent au premier abord si invraisemblables et les objections qu'on peut faire si évidentes, que certains jugent qu'il est inutile de poursuivre une telle étude. D'autres également, conscients des objections que cette méthode présente, sont cependant suffisamment larges d'esprit pour penser que peut-être ils n'ont pas bien assimilé la pensée de Freud et continuent à l'étudier. D'ailleurs des objections qu'on peut faire au premier abord sont si élémentaires qu'on ne peut concevoir qu'il ne les ait pas lui-même envisagé. C'est tellement probable que l'on doit se rappeler l'adhésion aux idées principales de la psychanalyse, de la part d'éminents psychiâtres.

C'est plutôt notre pouvoir d'assimilation des pensées nouvelles qui est plus limité que nous le croyons généralement. Comme le dit très bien Nietzche : « L'humanité a une mauvaise oreille pour la nouvelle musique ».

L'histoire est pleine d'illustrations de ce triste fait. Mais il y a certainement d'autres causes qu'on doit incriminer pour expliquer la retenue des médecins.

Il faut penser surtout aux difficultés que nécessite l'apprentissage de la méthode psychanalytique.

Le médecin qui veut posséder cette technique ne peut pas travailler comme dans les autres spécialités ; ici il est abandonné à ses propres forces. Ensuite l'apprentissage doit durer fort longtemps et au début les résultats obtenus ne montrent pas toujours l'efficacité du traitement. On est arrêté aussi, au début, par la complexité et l'étrangeté de la question.

Une autre difficulté pour les médecins, est le caractère psychologique de la méthode. Les médecins ayant d'ordinaire une éducation scientifique et l'habitude d'observer les choses, doivent ici changer de méthode. On remplace l'observation des choses extérieures par l'introspection des phénomènes psychiques, ce qui n'est pas facile au début. La psychanalyse paraît ainsi aux médecins comme une méthode incertaine basée seulement sur des hypothèses. Mais ces hypothèses ne sont pas imaginaires et découlent de faits objectivement rassemblés. On doit se rappeler qu'on ne peut pas comparer cette méthode à la pensée logique, car elle représente l'action de procès mentaux inconscients qui sont tout à fait différents de ce que nous savons. Nos tendances logiques repoussent ce que nous apparaît comme un procédé mental irrationnel, absurde.

Une des plus importantes difficultés pour le médecin

qui veut connaître cette méthode, c'est qu'il doit commencer par se faire analyser lui-même.

On a observé que le malade peut exercer à son tour une influence sur le médecin analyste, en renforçant la résistance de ce dernier. Il est donc indispensable que le médecin s'analyse soi-même en cherchant à vaincre le plus complètement possible ses résistances intérieures. On n'aime généralement pas se soumettre à cette expérience qui provoque des sensations pénibles. On a soi-même la résistance que le malade présente au début du traitement.

On voit donc combien cette méthode, plus que toute autre exige de la part du médecin une préparation approfondie.

Freud a critiqué vivement les médecins qui se précipitent aveuglément dans une investigation psycho-sexuelle, sous le nom de psychanalyse, sans une préparation adéquate.

D'autres difficultés doivent être attribuées non pas au médecin, mais au malade. Celui-ci peut être un sujet impossible ou difficile à analyser, soit à cause de sa volonté, soit à cause de son manque d'intelligence, etc. Nous avons déjà vu quelles sont les conditions que le sujet doit remplir. Mais souvent quoique le sujet soit analysable, on éprouve beaucoup de difficultés à cause de la résistance qu'il oppose.

Nous avons vu à propos de technique, qu'on arrive à découvrir des éléments cachés en priant le malade de nous dire sans aucun discernement ou critique les idées, souvenirs ou sentiments qui lui viennent à l'esprit. Il ne doit rien cacher. On obtient du malade la promesse de tout dire et nous l'assurons que la durée et le succès du traitement dépendent de lui. Malgré ces précautions, on se rend rapidement compte que le malade ne tient pas sa promesse ; qu'il y a des choses qu'il a honte d'avouer, que des faits ne peuvent être divulgués parce qu'ils touchent de tiers personnes et ainsi de suite en variant continuellement les objections, il garde toujours des éléments, parmi les plus susceptibles de nous aider dans le traitement.

Nous avons déjà vu comment au moment du transfert des résistances d'un autre genre peuvent apparaître, qui sont très difficiles à vaincre.

Mais ce ne sont pas ces résistances opposées par le malade qui sont les plus graves. Les difficultés insurmontables sont les obstacles extérieurs. Ce sont des obstacles qui proviennent du milieu dans lequel vit le malade ou de la société en général.

Malheureusement on ne peut que rarement faire une analyse sans que la famille du patient n'intervienne. Et certains membres de la famille peuvent toujours craindre que le médecin n'apprenne les secrets, les intérêts ou les conflits graves qui existent quelquefois entre les membres d'une même famille. On ne regarde pas toujours avec plaisir la révélation des péchés. C'est ainsi qu'on voit quelquefois un membre de la famille qui renforce la résistance du malade ou fait interrompre l'analyse. Et c'est le médecin et sa méthode qui seront accusés si, à la suite de l'interruption du traitement, il y a une aggravation dans l'état du malade. Voici à ce sujet un exemple cité par Freud (1) : « Il y a quelques années, j'avais entrepris le traitement psychanalytique d'une jeune fille atteinte depuis un certain temps d'une angoisse telle qu'elle ne pouvait ni sortir dans la rue, ni rester seule à la maison. Peu à peu, la malade avait fini par m'avouer que son imagination avait été frappée par la constatation qu'elle fit de relations amoureuses entre sa mère et un riche ami de la maison. Mais elle fut assez maladroite, ou raffinée, pour faire comprendre à sa mère ce qui se passait pendant les séances de psychanalyse ; elle changea notamment d'attitude à son égard, ne voulut plus pour se défendre contre l'angoisse de la solitude, avoir d'autre société que celle de sa mère et s'opposait à chacune des sorties de celle-ci... Frappée par les violentes exigences de la jeune fille, la mère comprit subitement ce que signifiait l'angoisse de celle-ci. Elle comprit que sa fille s'était laissée devenir malade pour rendre la mère prisonnière et la priver de la possibilité de revoir son amant aussi souvent qu'elle le voudrait. Par une décision brusque, la mère mit fin au traitement. La jeune fille fut placée dans un établissement pour malades nerveux où on l'avait, pendant des années, présentée comme une « pauvre victime de la psychanalyse ». A-t-on, à cette occasion, assez reproché la malheureuse issue du traitement ! J'ai gardé le silence, parce que je me sentais lié par le

---

(1) S. Freud. Vorlesung z. Einfüh. in. d. Psychoan. Trad. Introduction à la psych. loc. cit.

devoir de la discrétion professionnelle ! Ce n'est que longtemps après que j'ai appris par un collègue qui visite cet établissement et qui a eu l'occasion de voir la jeune fille agoraphobique, que les rapports entre la mère et le riche ami de la famille étaient de notoriété publique et probablement favorisés par le mari et père. C'est donc à ce soi-disant « secret » qu'on avait sacrifié le traitement ».

Malheureusement, le médecin ne peut pas pour se défendre ou pour convaincre de l'utilité de sa méthode, présenter des observations de guérison ou une statistique. Le plus souvent il faut cacher l'identité du malade, car celui-ci exige qu'on tienne secrètes non pas seulement sa maladie, mais son traitement et sa guérison.

Ce qui importe aussi ce sont les détails pris sur le vif, et qu'on ne peut pas traduire après avec toute la fidélité suffisamment convaincante.

Les psychanalystes affirment que l'effet thérapeutique de la méthode gagnerait beaucoup si celle-ci jouissait de la confiance du public, en un mot si elle pouvait exercer une forte suggestion. Mais la société se trouve à l'égard de la psychanalyse à l'état de résistance parce que la psychanalyse a une attitude critique. De même qu'on se fait un ennemi de l'individu à qui on montre ses défauts, de même la société ne peut pas accepter la psychanalyse qui lui découvre ses défauts et ses insuffisances.

CONCLUSIONS

Parmi les méthodes psychothérapiques, la méthode psychanalytique occupe aujourd'hui une place prépondérante dans certains pays.

On doit certes se garder de formuler une conclusion absolue sur la psychanalyse, car cette méthode n'est pas un « credo » ; mais elle s'appuie sur des bases scientifiques, aussi faut-il essayer de l'appliquer et de la contrôler.

Les critiques ne doivent pas rester seulement négatives devant ce moyen de pénétration dans la sphère de l'inconscient.

Le but de la méthode psychanalytique est de faire ressortir les *complexes*, ces ensembles psychiques, dont l'unité est constituée avant tout, par un ton affectif commun.

Pour arriver à ce but, on se sert de plusieurs procédés d'exploration qui constituent la technique. Ce sont : l'interprétation des actes manqués et accidentels, celle des rêves et l'étude des associations d'idées spontanées et libres. Au cours de la séance, on applique simultanément ces différents procédés.

Au fur et à mesure qu'on arrive par ces procédés à libérer les énergies psychiques plus ou moins entravées, le malade *se guérit*.

Les énergies psychiques de l'être et les symptômes morbides qu'il manifeste constituent un ensemble. Il faut commencer par dissocier cet ensemble en réveillant le conflit primordial qui lui a donné naissance.

Et une fois ces énergies libérées, il faut leur donner une autre orientation.

Dans la *première phase* du travail thérapeutique, ces énergies libérées se fixent sur la personne du médecin en constituant le transfert.

Dans une *seconde phase*, ce transfert est détaché de la personne du médecin et détruit par la libération définitive de l'énergie psychique qui ne peut plus se fixer sur ses objets primitifs. Elle est alors à la disposition de la personnalité du sujet.

La thérapeutique psychanalytique, comme n'importe quel autre moyen thérapeutique, ne réussit pas toujours, mais elle permet de mieux comprendre la psychologie individuelle et la pathogénie d'un certain nombre de maladies mentales qui ont une base affective.

Comme procédé thérapeutique, il donne quelquefois des résultats plus probants que les procédés ordinaires, surtout dans le traitement des névroses et psychonévroses.

Cette méthode peut aussi rendre des grands services pour guérir un grand nombre de troubles névropathiques légers, là où toute autre thérapeutique échoue.

Il est certain qu'on pourrait attendre de très bons résultats de son application en médecine, mais il est nécessaire que cette méthode à double tranchant ne soit employée que par des médecins spécialisés dans cette méthode.

Suivant la manière dont on fait usage de cette méthode, les résultats seront plus ou moins bons. Il y a
ici comme pour toutes les autres thérapeutiques des
risques.

Dans la psychotérapie, d'ailleurs, il ne faut pas être
exclusif et il faut employer toutes les méthodes qui
favorisent la guérison.

Si la méthode psychanalytique doit être soumise à
une critique impartiale, il n'en est pas moins vrai
qu'elle a triomphé dans des cas où les autres méthodes
s'étaient montrées impuissantes et qu'elle ouvre trop
d'horizons nouveaux pour qu'on la traite avec dédain.

BIBLIOGRAPHIE

ADLER A. — *Uber neurotische Dispositionen*, Jahrbuch f. psycho-analytische und psych. Forschungen, 1909.

— *Uber den nervösen Charakter*, Bergmann, Wiesbaden, 1910.

BABINSKI J. — *De l'hypnotisme en thérapeutique et en médecine légale*, Imp. Semaine médicale, Paris 1910.

BABINSKI J. et FROMENT J. — *Hystérie, pithiatisme et troubles nerveux d'ordre reflexe*, Paris, Masson, 1918.

BAUDOIN Ch. — *Etudes de Psychanalyse*, Delachaux et Niestlé Neuchâtel-Paris, 1922.

— *Suggesstion et autosuggestion*. Delachaux et Niestlé, Neuchâtel-Paris, 1921.

BERNHEIM. — *Hypnotisme, Suggestion et Psychothérapie*, 1903.

BINSWANGER. — *Analyse einer hyster. Phobie*. Jahrbuch f. psychoan., 1911.

HILBULER E. — *Die psychoanalyse Freuds*. Deuticke, Leipzig und Wien, 1911.

— *Ueber die Bedeutung von Assoziationsversuchen*, dans « Diagnostiche Associationsstudien » Band I, Barth, Leipzig, 1906.

— *L'Inconscient*, Cong. de psychothér. de Zürich, 1912.

BOVET, P. — *La psychanalyse et l'éducation*, Payot, Lausanne, 1920.

BREUER ET FREUD. — *Uber den psychischen Mechanismus hysterischer Phänomenes*, « Neurol. Zentrabl. » 1 et 2, 1893.

BRUNSCHVICG, L. — *Introduction à la vie de l'Esprit*, Alcan, Paris, 3 édit., 1920.

COLIN H. et MOUROUE R. — *Les enseignements méthodtlogiques et la signification de la psychoanalyse*. Ann. méd. psychol. Paris, 1918.

SIR J. CRICHTON-BROWNE. — *Psychoanalysis and psychothérapy*. Lancet, London, 1920.

CORNELIUS. — *De l'autosuggestion dans ses rapports avec les psychonévroses dépressives*, J. de psych. n. et pathol., 1913.

CLAPARÈDE Ed. — *L'association des idées*, Doin, Paris, 1903.
—   *Théorie biologique du sommeil*, Archives de Psychologie. Genève, 1905.
—   *Introduction à Freud : La psychanalyse*, 1921.
COCHET M.-A . — *Psychoanalyse et mysticisme*, Revue de Philosophie, Paris, 1920.
COUÉ E. — *La maîtrise de soi-même par l'auto-suggestion consciente*, Oliven, Paris, 1920.
CLAUDE, H. — *Définition de la nature de l'hystérie*. Rapp. au Congrès de Genève, Lausanne, août 1907.
—   *Discussion sur l'hystérie*. Soc. de Neurologie, mai 1908.
DEJERINE G. et GAUCKLER E. — *Les manifestations fonctionnelles des psychonévroses*, Paris, Masson, 1911.
DELAGE, Y. — *La psychoanalyse, le système de Freund et de son école*. Bull. de l'Inst. gén. psychol., Paris, 1916.
DE MONTET. — *L'état actuel de la Psychoanalyse*. Rapport à la réunion de la Soc. suisse de neurologie, Lausanne, 5 mai 1912.
DUBOIS, P. — *Les psycho-névroses et leur traitement moral*, 1908.
—   *De l'influence de l'esprit sur le corps*, 1912.
—   *A propos de la définition de l'hystérie*, Rev. de la Suisse rom., 20 juin 1911.
DUPRÉ E. ET TRÉPSAT. — *La technique de la méthode spychoanalytique dans les états anxieux*. Encéphale 1920. 160.
DUPRÉ E. et LOGRE. — *Hystérie et mythomanie*, Congrès d'Amiens 1912.
EDEN. — *Le bégaiement considéré comme une psychonévrose et son traitement par la psychoanalyse*, Cong. Intern. de Londres, 1913.
ELLIS HAVELOCK. — *Symbolismus in Traümen*, Z. f. Psychoan. 1911.
ERMAKOW. — *Freud et Bleuler*, Arch. de Neurol. 1913.
FERENCZI S. — *Introjection und Ubertragung*, Deutlcke, 1910.
—   *Uber passagere Symptombildungen während der Analyse*. Zentrelblatt für Psychoan.
FLOURNOY Th. — *Nouvelles observations sur un cas de somnambulisme*, Archives de Psychologie, Genève, 1901.

FLOURNOY Th. — *Une mystique moderne*, Arch. de Psych., 1915.

FOREL Aug. — *Des Hypnotismus, Enke, Stuttgart*, 5ᵉ édit. 1907.

FREUD Sigm. — *Studien über Hystérie*, Deuticke, Leipzig-Wien, 1895.

— *Uber Psychothérapie*. Wienner medizinische Presse, 1905.

— *Drei Abhandlungen zur Sexualtheorie*, Deuticke, 2ᵉ édit. 1910.

— *Uber Psychoanalyse*, Deuticke, 5ᵉ éd. 1920, trad. franç. par le Lay. La psychanalyse, Genéve 1921.

— *Die Traumdeutung*, Deuticke, 4ᵉ édit. 1913.

— *L'intérêt de la Psychoanalyse*, etc., trad. Horn. Scientia 5 et 6, 1913.

— *Zur Dynamik der Ubertragung*, Jahrbuch f. Psychoanal. 1911.

— *Vorlesungen zur Einführung in die Psychoanalyse*, Deuticke 1918. Trad. franç. par Dʳ Jankélevitch. Introduction à la psychanalyse. Paris 1921.

— *Wege der psychoanalytische Therapie*. Internat. Ztschr. f. ärtzl. Psychoanal. Leipzig-Wien, 1919.

— *Uber die Psychogenese eines Falles von Weiblicher Homosexualität*. Intern. Ztschr., 1920.

— *Uber Wilde Psychoanalyse*. Centralblatt f. Psychoanalyse, 1910.

FRIEDLANDER. — *Hystérie und moderne Psychotherapie*. Rapp. au Congrès de Budapest, 1909.

GARNIER P. — *La folie à Paris*, 1890.

GOTTSCHALK. — *Le rêve d'après Freud*. Arch. de Neurol. Avril 1912.

HESNARD. — *L'état actuel de la psychanalyse de Freud en France*. La Médecine. Février 1922.

HUG HELLMUTH. — *Zur Weiblichen masturbation*. Centralb. f. Psych. III.

JANET P. — *L'automatisme psychologique*. Alcan, Paris 4ᵉ édit. 1903.

— *Névroses et idées fixes* 1898.

JANET P. — *La psychoanalyse.* Rapport au Cong. intern. de Londres, 1913. Discussion : Jung, Jones, Coriat, Eder, etc., etc.

— *L'État mental des hystériques.* 2ᵉ éd. 1911.

— *Les médications psychologiques.* Alcan, Paris, 1919.

JELLIFFE S.-E. — *The technique of psychoanalysis.* 2ᵉ éd. New-York, 1920.

JONES E. — *Réflexions sur certaines critiques adressées à la méthode psychoanal.* The. am. J. of the ment sc. juillet 1911.

— *Therapie der Neurosen,* trad. allem. Leipzig, 1921.

JUNG C. G. — *Psychoanalyse und Associationexperiment,* dans « Diagnostiche Assoziationsstudien I », Barth, Leipzig, 1906.

— *L'analyse des rêves.* Année psychol. t. XV.

— *Contribution à l'étude des types psychologiques.* Archives de Psychologie, Genève 1913.

— *Wandlungen und Symbole der Libido,* Jahrbuch für psychoan., 1912.

— *Psychotherapeutische Zeitfragen,* Deutic e, Leipzig-Wien.

KAPLAN L. — *Grundzüge der Psychoanalyse.* Deuticke 1914.

— *Hypnotismus, Animismus und Psychoanalyse.* Deuticke.

KOSTYLEFF. — *Les derniers travaux de Freud et le problème de l'hystérie.* Arch. de Neurol. 1911.

— *Freud et le traitement moral des névroses.* Jour. de psych. norm. et pathol. 1911.

LADAME P. — *Névroses et sexualité.* Encéphale 1913.

LAIGNEL-LAVASTINE ET J. VINCHON. — *Psycho-analyse.* Gaz. d. hôp. Paris, 1920.

LEMAITRE A. — *Le symbolisme dans les rêves des adolescents et remarques sur l'inversion précoce.* Genève, 1921.

LEY ET MENZERATH. — *L'Étude expérimentale des associations d'idées dans les maladies mentales.* Rapp. au congrès belge de Neurologie, 1911.

MAEDER A. — *Essai d'interprétation de quelques rêves.* Arch. de psychol. VI.

— *La langue d'un aliéné, analyse d'un cas de glossolalie.* Arch. de psych. IX.

— *Guérison et évolution dans la vie de l'âme.* Rascher, Zurich, 1918.

MENZERATH. — *Contribution à l'étude de la psychoanalyse.* Arch. de Psychologie. XII.

MORICHAU-BEAUCHANT. — *Le rapport affectif dans la cure des psychonévroses.* Gaz. des hôp. nov. 1911.

— *L'instinct sexuel avant la puberté.* J. méd. fr. sept. 1912.

MULLER C. — *Uber die Schwierigkeiten in der ameinung der Freudschen Psychoanalyse.* Deutsche. med. Wchnschr. Leipz.-Berl. 1920.

ODIER Ch. — *A propos d'un cas de contracture hystérique.* Archives de Psychol. XIV.

PFISTER O. — *Die psychoanalytische Methode.* Klinkhard, Leipz.-Berl. 1913.

— *La psychanalyse au service des éducateurs.* Traduction Bovet, Bircher, Berne 1921.

RÉGIS ET HESNARD. — *La psychoanalyse des névroses et des psychoses.* Alcan, Paris, 1914.

RIKLIN. — *Aus der Analyse einer Zwangsneurose.* Jahr. für psychoan. 1910.

SCHMIERGELD ET PROVOTELLE. — *La méthode psycho-analytique et les « Abwehrpsychosen » de Freud.* J. de neurol. 1908.

STEKEL W. — *Technique und Grenzen der Psycho-analyse und Psychotherapie.* Thérap. d. Gegenw. Berl. 1910.

— *Onanie und Homosexualität.* 1917.

STOCKER A. — *Essai psychoanalytique sur la « Cruche cassée ».* Encéphale, Paris, 1921.

ANDRÉ THOMAS. — *Psychothérapie,* Paris, 1912.

THEPSAT L. — *Du traitement des états anxieux par la méthode psychanalytique.* Encéphale, Paris 1920. 35-45.

VOIVENEL P. — *Une cristallisation [illegible] à propos des prétentions pédagogiques de la psychanalyse.* Arch. méd. belges, 1919.

WEBER. — *Quelques rêves.* Arch. de Neur. 1912.

www.ingramcontent.com/pod-product-compliance
Lightning Source LLC
LaVergne TN
LVHW050635060726
842527LV00004B/1314